# Mit jedem Tag ein bisschen schlanker!

## Interaktives 21 Tage-Coaching

Helga Baureis

edition Rat & Tat

**www.HelgaBaureis.de**

**Helga.Baureis@t-online.de**



Covergestaltung: Mary Cronos

**Dieser Ratgeber ist für Frauen und Männer geschrieben. Der Einfachheit halber habe ich die weibliche Form gewählt. Die Männer mögen es mir verzeihen.**

**Inhaltsverzeichnis**

# Aber morgen gehe ich es an!

Manchmal besuche ich ein Seminar, lerne eine geniale Methode kennen, bin voller Tatendrang, denke: „Wenn ich zu Hause bin, setzte ich das ***sofort*** um“, und dann ... lege ich die Unterlagen auf dem Wohnzimmertisch ab und verschiebe die Lust, meine Welt aus den Angeln zu heben, auf den nächsten Tag.
Nach einer Woche fällt mir auf, dass da etwas auf meinem Tisch liegt, das ich in Angriff nehmen wollte. Mir wird ganz heiß, weil ich ein schlechtes Gewissen bekomme. Denn: Auf dem Rückweg vom Seminar hatte ich mir so schön ausgemalt, wie ich gleich loslegen und mein Leben verändern würde.
In meinem Kopf meldet sich eine trotzige Stimme und sagt: „Hätte ich ja längst getan, wenn ich Zeit gehabt hätte!“
Ich nehme die Unterlagen in die Hand, blättere darin herum, erinnere mich an das gute Gefühl von vor ein paar Tagen, aber ... weil ich gerade tausend andere Dinge zu erledigen habe, geht es jetzt halt nicht!
Also lege ich die Seminar-Unterlage auf den Stapel mit den unerledigten Dingen und denke: „Aber ***morgen***!“
Tja, was soll ich sagen? Auch am nächsten Tag habe ich genügend Gründe, es nicht zu tun und mein schlechtes Gewissen wird mit jedem Mal, wenn ich die Unterlagen sehe, größer. Oft wird mir ganz übel vor Unbehagen.
Endlich landet weiterer Papierkram auf meinem Stapel und so sehe ich dieses blöde Ding, das mir nur noch unangenehme Gefühle macht, nicht mehr.
Doch manchmal schleicht sich die Erinnerung an das Seminar in meinen Kopf und ich ärgere mich: Schade um die Zeit, schade um das Geld und schade, dass ich meinen Schwung nicht in den Alltag hinüber retten konnte!

## 72 Stunden

Sie haben das sicher auch schon gehört oder gelesen: Wenn man etwas Neues in sein Leben bringen will, muss man innerhalb von 72 Stunden handeln. Tut man das nicht, besteht die Gefahr, dass man sich so verhält, wie ich es beschrieben habe.
Doch was hält einen davon ab, zu handeln?
Denn mal ganz ehrlich: Sobald uns eine Sache wirklich, wirklich wichtig ist ... ist es dann tatsächlich der Faktor Zeit, der uns im Wege steht?
Haben Sie gerade den Kopf geschüttelt? Dann willkommen im Club! Die Erfahrung, dass wir etwas tun, an dem unser Herz hängt, *obwohl* wir bis oben hin in der Arbeit stecken, haben wir alle schon einmal gemacht.
Also können wir die „Ausrede Zeitmangel" direkt beiseiteschieben.
Aber was ist es, das uns abhält, endlich in die Gänge zu kommen?

## Alleine durchwursteln

Schon oft habe ich mir gewünscht, dass der Seminarleiter, der mir gerade eine tolle Methode gezeigt hat, mich für eine Weile an die Hand nimmt und den Weg gemeinsam mit mir geht, damit ich 1. auch ***wirklich anfange*** und 2. ***dranbleibe***.
Denn oft ist es so, dass im Seminar alles prima geklappt hat: Man wird mitgerissen vom Elan des Seminarleiters, ist voller Euphorie und kann nachfragen, wenn es nötig ist.
Doch kaum ist man zu Hause, kommen Zweifel und Fragen und man hat niemanden, der helfen kann.

## Ich bin für Sie da!

Denn ich begleite Sie auf Ihrem Weg zu Ihrer Wunschfigur!
Tag für Tag, 21 Tage lang - oder so lange Sie für das Programm brauchen - bin ich an Ihrer Seite.

Ich werde Ihnen ein paar geniale Methoden zeigen, werde Sie ermuntern, werde Sie mit sanftem Nachdruck daran erinnern, dass es noch das eine oder andere für Sie zu tun gibt und werde so gemeinsam mit Ihnen am Thema dranbleiben.
Versprochen!
So wird es Ihnen leicht fallen, das Programm durchzuziehen und ans Ziel zu kommen.
Sie gehören zu den Menschen, die Dinge anpacken und unbeirrt zu Ende führen? Auch Sie werden diesen Ratgeber zu schätzen wissen.
Warum?
Lesen Sie weiter.

## Das *wahrscheinlich* ungewöhnlichste Buch der Welt

Der Titel hat es Ihnen bereits verraten: Es handelt sich um ein interaktives Buch. Doch was bedeutet das?
Mal abgesehen davon, dass wir zusammen durch „Ihre" nächsten 21 Tage gehen, **dürfen Sie mir dreimal** – also jede Woche einmal – **eine Mail schicken, um mir eine persönliche Frage zu stellen oder um mir zu schreiben, wie es Ihnen gerade geht.**
Als Antwort bekommen Sie von mir eine Motivationsspritze und die individuelle Info, die *Sie* im Moment brauchen.
***Sie bekommen von mir also ein kleines Coaching zum Buch dazu geschenkt!***
Aber selbst das ist noch nicht alles, was gerade *dieses* Buch interessant macht!

# Sie haben bereits ALLES versucht?

Ihnen muss keiner mehr sagen, dass Sie Sport machen, auf Süßigkeiten verzichten, weniger Kohlehydrate essen, lange Pausen zwischen den Mahlzeiten machen oder nicht hungrig einkaufen gehen sollen?
Das und Ähnliches haben Sie schon so oft gehört, dass Sie es im Schlaf herunterbeten könnten. Genau genommen könnten Sie selbst ein Buch schreiben, weil Sie sich so intensiv mit dem Thema beschäftigt haben?
Aber: Hat Ihnen das, was Sie bisher ausprobiert haben, das gebracht, was Sie sich erhofft hatten?
Und da Sie genug von dem ewigen Auf und Ab Ihres Gewichts haben und es auf eine andere Art, nämlich *jenseits* von Ernährungsvorschlägen und Kalorienzählen, probieren wollen ... sind Sie bereit für mehr.

**Sind Sie auch bereit für VIEL mehr?**

Ich warne Sie gleich zu Beginn: Dieses Buch ist keins, das man sich nur über Nacht unter das Kopfkissen legen muss und schon passiert etwas. Dieser Ratgeber ist etwas für **Pionierinnen**!
Sie werden gefordert sein:
**Ihr Denken unter die Lupe zu nehmen**
Denn bereits in Ihrem Kopf entscheidet es sich, ob Sie a) vergeblich Ihren Träumen hinterher laufen oder ob Sie
b) endlich Ihre Ziele erreichen.
**Ihre Emotionen wahrzunehmen**
Dann können Sie sich von denjenigen, die Sie nur blockieren, verabschieden und sich den Emotionen zuwenden, die Sie ans Ziel bringen werden.
**Ihr Verhalten anzupassen**
Denn dieses hat Sie an die Stelle gebracht, an der Sie jetzt stehen und wenn Sie dort bleiben wollten, hätten Sie das Buch nicht gekauft.

***Es geht also darum, dass Sie so denken, fühlen und handeln, wie es Sie am schnellsten zu Ihrem Ziel führt!***

**Weil Sie es sich wert sind?**

Täglich ein paar Minuten für sich selbst ... sind Sie sich das wert?
Doch keine Sorge: Sie sollen nicht von jetzt auf nachher Ihr ganzes Leben auf den Kopf stellen und Sie müssen auch nicht endlos viel Zeit mit Übungen verbringen.
Denn: **Vieles von dem, was in den 21 Tagen auf Sie zukommt, können Sie in Ihren täglichen Ablauf einbauen.** Sie benötigen dafür „nur" ein wenig Achtsamkeit.
Für den Rest dessen, was Sie tun sollten, sind lediglich ein paar Minuten zu investieren. Sie werden sich schnell daran gewöhnen, etwas für sich zu tun, denn Sie werden merken, wie spannend es ist, mehr über sich selbst zu erfahren. Und:
***Aha-Momente sorgen für die Lust am Entdecken und Verändern!***

**Alles viel zu viel?**

Ich werde Sie in den nächsten 21 Tagen ein wenig auf Trab halten und **sollte Ihnen mein Tempo zu schnell sein, können Sie die Aufgaben gerne auf einen längeren Zeitraum verteilen**. Länger geht immer, aber kürzer? Bitte nicht!
Wichtig ist nur eins und das sollten Sie *wirklich* beherzigen: Das Geheimnis Ihres Erfolgs liegt darin, dass Sie sich **täglich** in ***positiver*** Weise mit sich und Ihrem Körper (und den damit verbundenen Themen) auseinandersetzen.
Warum gerade das so wichtig ist, erfahren Sie auf den nächsten Seiten.

*Es ist nicht genug zu wissen, man muss auch anwenden; es ist nicht genug zu wollen, man muss auch tun.*
Johann Wolfgang von Goethe, Dichter

**Was dieses Buch *nicht* bietet**

Sie haben sich in den letzten Jahren schon viel mit dem Thema Abnehmen auseinandergesetzt. Sie haben Bücher und Artikel gelesen, haben sich von Freundinnen, Kolleginnen, Therapeutinnen beraten lassen, haben verschiedene Diäten durchgestanden oder besuchen regelmäßig Abnehm-Gruppen. Sie haben Vieles ausprobiert.
Deshalb sind Sie Expertin!
Und darum werde ich nicht damit anfangen, dass Sie statt Dosenfutter lieber frisches Gemüse kaufen sollen. Solche Dinge wissen Sie ja längst.
Es gibt in diesem Buch also *keine* Rezepte für kalorienarme Gerichte und es gibt *keine* 195. Diätform. Darüber gibt es bereits genügend Bücher und manche sind richtig gut.
Ich selbst habe ja auch schon den Ratgeber „Wow, hast *du* abgenommen!“ geschrieben, dessen A und O vor allem die Tatsache ist, dass Sie sich das, was für *Sie* richtig ist, kinesiologisch austesten sollten.
Doch was ist neu an *diesem* Ratgeber, den Sie gerade in Ihren Händen halten?

*Wir sind in erster Linie energetische Wesen und erst danach kommt das Biophysikalische. Deshalb können wir nachhaltige Veränderungen auch nur auf der energetischen Ebene vollziehen.*
Tina Cetto, Heilpraktikerin

## Faszinierend, magisch, einzigartig

Sie werden auf den folgenden Seiten in die faszinierende Welt der Quantenphysik eintauchen. Sie werden magische Sätze und wunderbare Techniken kennenlernen. Es wird auch wieder ein wenig Kinesiologie für Sie geben.
Das alles wird Ihnen in täglichen Häppchen gereicht, die Ihnen nicht nur schmecken, sondern Sie auch ruckzuck ans Ziel bringen werden.
Es werden Themen angesprochen, die Sie weg von Ihren Gewichtsproblemen und hin zu Ihrer Wunschfigur führen.
Sie werden im Laufe der nächsten 21 Tage (oder so lange Sie es wollen) einiges an Ballast verlieren und das wird sich nicht nur an Ihrer Waage zeigen. Denn: Verändern Sie sich, dann verändert sich gleichzeitig Ihre Figur!

## Keine Wattebällchen

Ich werde Sie manchmal ein wenig piesacken. Warum? Sie haben für dieses Buch nicht nur Ihr gutes Geld ausgegeben, Sie haben auch Ihre Hoffnungen und Wünsche dazugetan. Daher haben Sie ein Recht darauf, dass etwas passiert und sei es dadurch, dass ich Sie ein bisschen antreibe.

## Erst das eine, dann das andere oder gleich beides?

Sie können zuerst das ganze Buch durchlesen, weil Sie wissen wollen, was in den nächsten drei Wochen auf Sie zukommt.
Das wäre eine gute Möglichkeit, falls Sie jemand sind, der auf alles vorbereitet sein oder zuerst einmal seine Neugierde befriedigen will.
Sie können aber auch sofort anfangen, weil Sie es spannend finden, sich von Tag zu Tag überraschen zu lassen oder Sie genug von Ihrem Ist-Zustand haben und ihn deshalb baldmöglichst ändern wollen.

Das heißt: Sie lesen, was an Tag 1 passieren soll, und erledigen sogleich die Aufgabe. Am nächsten Tag machen Sie dann Aufgabe 2 und so weiter.
Beide Vorgehensweisen sind gut. Natürlich entscheiden Sie das ganz nach Ihrem Geschmack. Aber bitte wundern Sie sich nicht, dass ich Sie immer wieder auffordern werde, loszulegen ...

**Sagen Sie „JA“?**

Sie haben es weiter vorne schon gelesen: Sobald Sie mit dem Coaching beginnen, werden Sie einiges zu tun haben. Denn Sie wollen ja eine Veränderung. Oder?
Machen Sie sich das bitte bewusst, bevor Sie beginnen.
Aber ich verspreche Ihnen: Sobald Sie zu hundert Prozent *dabei* sind und ganz klar: „Ja, ich will!“ sagen, werden Sie in ein neues Leben starten!
Und wer weiß? Vielleicht wird Ihnen sogar das eine oder andere Wunder begegnen ...
Sie wollen sich darauf einlassen? Ich freue mich! Denn:

***Sie und ich – wir sind ab sofort ein Team.***
***Also lassen Sie es uns anpacken!***

# Tag 1: In 21 Tagen ist alles anders!

Liebe Leserin, lieber Leser, heute geht es los mit der aufregenden Reise in Ihre Innenwelt. Wir werden gemeinsam interessante Dinge entdecken. Wir werden neue Wege gehen und Sie werden einige Aha-Momente erleben!
Haben Sie Lust, gleich durchzustarten?
Dann rede ich nicht lange, sondern fange sogleich an.

**Ihr Gehirn bestimmt, wie lange Veränderung dauert!**

Sich nicht mehr ständig über sein Gewicht aufregen, nicht mehr jammern, sich mehr bewegen, regelmäßig meditieren oder gelassener mit der neuen Kollegin umgehen ... Wissenschaftler haben herausgefunden, dass unser Gehirn ungefähr drei bis vier Wochen braucht, um dysfunktionale neuronale Verknüpfungen zu lösen bzw. neue Denk- und Verhaltensmuster zu erlernen und zu festigen. Manche Gehirne brauchen dafür weniger Zeit, andere wiederum mehr.
Es dauert also im Schnitt 21 bis 28 Tage, bis wir Veränderung bemerken, sobald wir unsere Gedanken, Emotionen und Handlungen von schädlich auf nützlich drehen.

**Sie bestimmen, wie das Ergebnis ausfallen wird!**

Veränderungen passieren in den seltensten Fällen über Nacht. Dass eine Gewichtszunahme, die innerhalb von Wochen und Monaten entstanden ist, ihre Zeit braucht, wissen Sie ja selbst. Bei der inneren Einstellung ist es nicht anders.
Doch zum Glück liegt es an uns selbst, ob und wie schnell sich letztendlich etwas tut!

Sobald wir hartnäckig an einer Sache dran bleiben, *wird* etwas passieren. Im besten Fall ist nach drei Wochen alles gut. Falls nicht, sind es eben ein paar Tage mehr.
Voraussetzung: ***täglich*** am Thema zu arbeiten und beharrlich sein Ziel zu verfolgen, bis sich das gewünschte Ergebnis eingestellt hat.

*Die reinste Form des Wahnsinns ist es, alles beim Alten zu lassen und gleichzeitig zu hoffen, dass sich etwas ändert.*
Albert Einstein, theoretischer Physiker

**Ihre Aufgabe für Tag 1:**
**Achtsamkeit**

Wenn wir Gedanken, Emotionen und Handlungen verändern wollen, müssen wir uns diese zuerst einmal bewusst machen.
Bitte halten Sie deshalb ab heute (und *mindestens* bis zum Ende des Coachings) immer wieder in dem, was Sie gerade tun, inne und fragen Sie sich:

- **Was habe ich gerade gedacht?**
- **Welche Emotion spüre ich im Moment?**
- **Gibt es ein körperliches Gefühl?**
- **Wie habe ich mich aktuell verhalten?**

Als Einstieg in das Thema geht es zuerst einmal darum, *nur* wahrzunehmen, was ist.
Aber: Bitte ohne Bewertung!
Verurteilen Sie sich nicht:

- „Wie konnte ich nur so etwas denken?“
- „Was ist denn das schon wieder für ein dummes Gefühl?“
- „Oh, Mann! Was habe ich denn jetzt schon wieder getan?“

Nehmen Sie lediglich zur Kenntnis, was ist.
So, als würden Sie sich von außen betrachten und feststellen:

- „Ah! DAS habe ich gerade gedacht.“

- „Ich bekomme also Herzklopfen (Magendrücken, einen trockenen Mund, fahrige Hände, einen Kloß im Hals, Gier auf Süßigkeiten, eine Heißhungerattacke etc.), wenn ich dieses oder jenes denke bzw. fühle."
- „Sieh an! Das ist mein Verhalten, wenn ich das und das denke und fühle. Interessant!"

Betrachten Sie sich als Forschungsobjekt. Seien Sie neugierig, mehr über sich selbst zu erfahren. Denn je mehr Sie über Ihr unbewusstes Denken, Fühlen und Handeln wissen, desto besser können Sie das, was Ihnen nicht behagt, verändern.
Am Anfang mag Ihnen das vielleicht ein wenig schwer fallen. Jedenfalls dann, wenn Sie es nicht gewöhnt sind, darauf zu achten, was Sie gerade denken, fühlen oder tun. Aber im Laufe der Zeit wird es Ihnen immer mehr in Fleisch und Blut übergehen. Das kann ich Ihnen versprechen. Und ich verspreche Ihnen noch etwas: Sobald Sie täglich an sich arbeiten, wird sich Ihr Leben verbessern. Garantiert!

***Sie klären den Ist-Zustand, um leichter zum Soll-Zustand zu kommen.***

**Schnell wieder aus dem Sinn?**

Kaufen Sie sich ein hübsches Notizbuch und schreiben Sie stichpunktartig (oder auch ausführlicher) die Gedanken und Gefühle, die Ihnen bewusst werden, auf. Wenn es Ihnen zu aufwendig ist, immer ein Notizbuch zücken zu müssen, nehmen Sie einfach Zettel und sammeln diese in einer Schachtel oder Dose.

**Thema mit Priorität**

Wahrscheinlich ist es derzeit am interessantesten für Sie, herauszufinden, welche Gedanken in Bezug auf Ihr Wunschgewicht durch Ihren Kopf flattern und welche Emotionen das weckt. Sammeln Sie, was

Ihnen klar wird und staunen Sie, was da unbewusst so alles in Ihrem Innern aufläuft.
Das liefert Ihnen wichtige Anhaltspunkte, an welchen Stellen Sie einhaken sollten.

**Damit Sie auch wirklich daran denken**
Sie wollen diese Übung ja gerne machen, aber Sie vergessen, innezuhalten?
Was könnte Ihnen denn dabei helfen, sich zu erinnern?

- Den Küchenwecker stellen,
- das Handy aktivieren,
- immer, wenn Sie einen Schluck Wasser trinken,
- immer wenn in ein Brötchen beißen,
- immer, wenn das Telefon klingelt?

Suchen Sie das aus, das in Ihr Leben passt, und halten Sie so oft wie möglich Ihr Gedankenkarussell an. Je mehr Ihnen bewusst wird, desto schneller wird sich etwas tun.

**Zusammenfassung Tag 1**

Ab heute bis auf unbestimmte Zeit: Achtsamkeit üben!
Was sind Ihre Gedanken bezüglich abnehmen?
Welche Emotionen spüren Sie bei dem Thema?
Gibt es körperliche Gefühle?
Wie sehen Ihre Handlungen aus?
Ganz wichtig: Das, was Ihnen bewusst wird, NICHT bewerten. Einfach nur zur Kenntnis nehmen!

# Tag 2: Die Macht des Bewusstseins

Wie fühlen Sie sich, liebe Leserin, lieber Leser? Waren Sie gestern immer wieder achtsam? Was ist Ihnen bewusst geworden? Hatten Sie schon einen Aha-Moment? Haben Sie ein paar Punkte, die Ihnen aufgefallen sind, aufgeschrieben?
Ich hoffe, Sie haben gerade genickt und sind neugierig auf das, was heute auf Sie zukommen wird. Doch bevor es weiter geht, will ich noch kurz würdigen, dass Sie es sicher ein wenig schwer hatten, bei den wahrgenommenen Emotionen und Gedanken ganz cool zu bleiben und eben nicht „reinzugehen“, um sich aufzuregen, sich selbst zu verurteilen oder sauer auf sich zu sein.
Ja, es kann wirklich eine riesige Herausforderung sein, sich zu bremsen, statt in gewohnter Weise zu reagieren. Aber ich kann Ihnen auch versprechen, dass sich – sobald Sie das durchziehen – unglaubliche Dinge in Ihrem Leben tun werden!!!
Falls es noch nicht so richtig geklappt hat mit der Achtsamkeit, wäre es ganz gut, wenn Sie Tag 1 wiederholen würden. Sie wissen ja, dass Sie alles in Ihrem Tempo machen, aber täglich etwas für sich tun sollten.

### Alles negativ?

Vielleicht haben Sie einen Riesenschreck bekommen, weil sich in Ihrem Kopf so viele unangenehme Gedanken tummeln? Gedanken, die es wert wären, in ein dunkles Verlies gesperrt zu werden?
Der Schreck darüber wäre verständlich, aber die negativen Gedanken sind normal. Denn mit dem, was uns den lieben langen Tag so durch den Kopf geht, verhält es sich so:

- Wir haben ungefähr 60.000 Gedanken,

- davon sind 75 % unwesentlich,
- nur 3 % sind positiv und
- ganze 22 % sind negativ!

Fast jedes 4. Gedankengebilde belastet uns, weil es entmutigend, blockierend, quälend, voller Sorgen etc. ist.
Überlegen Sie mal, was das bedeutet: Im Schnitt verschicken wir ungefähr 13.200 negative Botschaften. Und das Tag für Tag!
Kaum zu glauben, oder?
Und: Wie sollte unser Leben bei dieser Bilanz positiv aussehen? Wie sollten wir es aufgrund dieser Tatsache schaffen, unsere Ziele – zum Beispiel unser Wunschgewicht – zu erreichen?

*Du bist heute das, was du gestern gedacht hast.*
Chinesisches Sprichwort

**Wohin mit dem negativen Zeug?**

Jetzt könnte man ja schlussfolgern, dass man unangenehme Gedanken verdrängen und belastende Gefühle unterdrücken sollte. Doch was passiert mit dem, was wir aus unserem Inneren verbannen wollen? Löst es sich auf Nimmerwiedersehen in Luft auf? Bling! Weg ist es?
Nein, leider funktioniert das so nicht.
Verdrängte Emotionen machen sich im Unterbewusstsein breit und werden dort gewaltig brodeln und sich Wege suchen, aus dem Gefängnis auszubrechen.
Das passiert gerne mal genau in dem Moment, in dem wir es absolut nicht brauchen können!
Haben Sie das nicht auch schon erlebt, dass Tränen aus Ihren Augen sprudeln, nur weil eine Kleinigkeit nicht funktionierte? Kennen Sie das, dass Sie plötzlich Wut im Griff hat, weil jemand etwas gesagt hat, über das Sie normalerweise lachen würden? Sind Ihnen auch schon unbedachte Worte aus dem Mund geschlüpft und Sie dachten hinterher: Das war doch gar nicht ich, die da gesprochen hat?

## Balanceakt

Jetzt wird es ein wenig kniffelig. Denn: Sie sollen die Balance herstellen zwischen „verdrängen“ und „sich hineinsteigern“. Das heißt, Sie sollen einerseits wahrnehmen, was ist, sich mit dem Negativen jedoch nicht identifizieren, sondern sich dem Positiven zuwenden.
Kriegen Sie das hin? Ich bin mir ganz sicher, denn ich helfe Ihnen dabei.

## Aller guten Dinge sind drei

Ja, es ist wirklich eine Herausforderung, die Balance zu finden, sobald uns etwas nicht behagt. Oft haben wir das Gefühl, nur zwischen diesen Möglichkeiten wählen zu können:
1. zu verdrängen oder
2. uns hineinzusteigern.
Beide Extreme sind kontraproduktiv.
Aber zum Glück gibt es ja die Nummer 3:
Gefühle zur Kenntnis nehmen und zulassen. (Selbst, wenn das noch so unangenehm ist!)
Das haben Sie gestern schon ein wenig geübt.
Doch wie geht es jetzt weiter? Was machen Sie mit dem, was Sie wahrgenommen haben?

## Ihre Aufgabe für Tag 2:
## Negative Emotionen entschärfen

Sie haben Ihre Gedanken und Emotionen wahrgenommen und es waren einige negative dabei. Ihr Zettel, auf dem Sie sich Notizen gemacht haben, könnte so ähnlich wie der von Sabine aussehen. Sie ist Anfang 40 und berufstätige Mutter von zwei Teenagern. Als sie abends erschöpft auf das Sofa sinkt, zieht sie das Blatt mit ihren dahin gekritzelten Gedanken und Emotionen aus der Hosentasche:
*Von Kollegin überredet, Eis mit Sahne zu essen. Kann nicht nein sagen. Warum bloß? Könnte heulen!*

*Nach der Arbeit einkaufen, Essen kochen, Waschmaschine einschalten. Immer ich! Keiner hilft! Fühle mich alleine gelassen.*
*Darf heute nix mehr essen. Eis war zu viel. Abnehmen? So nicht! Kann mich nicht leiden.*
*Ab morgen halte ich mich an meinen Plan. Schaffe ich!*
*Lese abends meinen Liebesroman fertig. Kann es kaum abwarten.*
*Chef = Blödmann! Habe ihm doch gesagt, dass ich pünktlich raus muss. Wirft kurz vor Schluss fette Akte auf meinen Schreibtisch. Fühle mich ohnmächtig!*
*Freue mich aufs Wochenende. Radtour mit meinem Schatz. Yippie!*
*Anruf von Mama! Habe vergessen, sie vom Arzt abzuholen. Oh, Mann! Schon wieder bin* ich *schuld!*
*Vergessen, dass Claudias Gören bei uns übernachten. Die macht sich einen schönen Abend. Und ich? Wo bleibe ich? Frustriert.*
*Aus Versehen in den großen Spiegel gesehen. Hasse meine Figur!*

**Kennen Sie solche Gedanken?**

Gibt es Ähnlichkeiten zwischen den Notizen von Sabine und Ihren eigenen? Vielleicht hatten Sie gestern das Gefühl, dass Ihre Emotionen Besitz von Ihnen ergriffen haben? Damit meine ich, dass die Emotionen Sie beherrschten, Sie regelrecht im Griff hatten und Sie sich ihnen ausgeliefert fühlten. So, als seien *Sie* die Emotionen ... Das ist nichts Ungewöhnliches, denn so geht es den meisten Menschen (mir ging es früher auch oft so).
Und Sie werden es sich schon denken: So soll es natürlich nicht sein!

**Was Sie wirklich sind!**

Sie sind *nicht* Ihre Emotionen!
Sie sind *nicht* Ihre Gedanken!

Jetzt fragen Sie sich möglicherweise, was Sie stattdessen sind. Die Antwort ist ganz einfach:
**Sie *sind* Bewusstsein!**

## Wie eine Marionette?

Kommen wir zurück zu Sabines Notizen. Was ist mit ihr passiert, als sie unbewusst reagiert hat?
Sie hat sich zum Beispiel von ihrer Kollegin überreden lassen, ein Eis mit Sahne zu essen. Warum? Weil sie nicht Nein sagen kann. Warum kann sie nicht Nein sagen? Dafür kann es viel Gründe geben: Sie will es der Kollegin recht machen (aus Angst, nicht gemocht zu werden), sie schafft es nicht, für sich selbst einzustehen (weil sie glaubt, es nicht wert zu sein), sie ist es gewöhnt, brav „Ja und Amen" zu allem zu sagen (dadurch bekommt sie Anerkennung), sie will dazu gehören, will keine Spaßverderberin sein (sie kennt das bittere Gefühl, ausgeschlossen zu sein), sie will ihre Kollegin nicht enttäuschen (sie übernimmt zu viel Verantwortung für die Gefühle anderer und vernachlässigt ihre eigenen) ...
Einer oder mehrere dieser Gründe (oder ein ganz anderer Grund) hat sie dazu gebracht, automatisch Ja zu der Kollegin und Nein zu sich selbst zu sagen.
Wäre Sabine sich darüber bewusst, was ihre Motivation ist, zuzustimmen oder abzulehnen, könnte Sie viel eher ein anderes Verhalten wählen.

## Warum Bewusstsein wichtig ist

In den Momenten, in denen Sie unbewusst sind, verhalten Sie sich automatisch nach alten Mustern, ohne dass Ihnen das überhaupt klar ist. Sie laufen sozusagen auf „Autopilot" und merken nicht einmal, dass es so ist.
Das wird die meiste Zeit des Tages über so sein, aber vor allem dann, wenn Sie Routinearbeiten erledigen, ohne groß nachzudenken und noch mehr, wenn Sie unter Stress stehen.

Doch sobald Sie Ihr Bewusstsein für das stärken, was in Ihnen abläuft – also das, was Sie denken und fühlen und wie Sie handeln – werden Sie Ihren üblichen Automatismus verlassen und sich so verhalten können, wie es Ihnen *wirklich* entspricht! Mit anderen Worten: **Ziel ist, dass Sie lernen, Ihr Leben mehr und mehr nach Ihren eigenen Wünschen und Bedürfnissen zu bestimmen.**
Haben Sie Lust auf dieses Abenteuer? Dann mal los!

## Bewusstseinstraining

Diese einfache Übung hilft Ihnen, Ihr Bewusstsein für das, was in Ihrem Inneren abläuft, zu trainieren:

**Schritt 1**

Spüren Sie in die Emotion, die in Ihnen hochkommt, hinein. Trauen Sie sich, das zu tun, auch wenn es sich noch so schlecht anfühlt! Selbst dann, wenn es sich wirklich, wirklich übel anfühlt! Sie wissen ja: Sie sind *nicht* Ihre Emotion. Diese Emotion ist „nur" etwas, das Sie gerade fühlen, selbst wenn es sich in Ihrem Inneren noch so breitmacht und Sie das Gefühl haben, der Emotion mit Haut und Haaren ausgeliefert zu sein, sie kaum aushalten zu können.
In Wirklichkeit ist es so, dass Sie die Macht über die Emotion haben und *nicht* umgekehrt. Selbst, wenn es sich derzeit anders anfühlt. (Sollte sich das alles im Moment für Sie dramatisch und übertrieben lesen: Warten Sie ab, bis Sie sich wieder äußerst unangenehm fühlen, und führen Sie dann die einzelnen Schritte durch.)

**Schritt 2**

Spüren Sie weiter in diese lästige, bedrückende, bedrohliche Emotion hinein und achten Sie darauf, wie Ihr Körper reagiert: Halten Sie die Luft an, klopft Ihr Herz schneller, krampft sich Ihr Magen zusammen, bekommen Sie einen trockenen Mund?

**Schritt 3**

Atmen Sie tief und gleichmäßig in Ihren Bauch hinein, während Sie die Emotion und das körperliche Gefühl spüren. Und *nein*, es wird Sie nicht umbringen, Gefühl und Emotion wahr- und hinzunehmen! Ich verspreche Ihnen, dass Sie das unbeschadet überstehen werden.

**Schritt 4**

Nehmen Sie die Emotion und das körperliche Gefühl noch immer hin. Schauen Sie sich beides nur an. Bitte bewerten Sie *nicht*! Das, was Sie fühlen, ist weder gut noch ist es schlecht. Selbst dann nicht, wenn es sich wirklich übel anfühlt! Es ist einfach nur da, will gesehen und gespürt werden.

Atmen Sie weiter tief und gleichmäßig. Atmen Sie so lange, bis Sie spüren, dass Sie ruhiger werden und sich das körperliche Symptom (wie z.B. starkes Herzklopfen oder Magenkrampfen) nachlässt.

**Sie sind eine Gewinnerin!**

Sie haben es tatsächlich durchgestanden!? Sie haben die Emotion inklusive der körperlichen Reaktion ausgehalten? Ohne zu bewerten oder das Ganze abzuwehren?

Herzlichen Glückwunsch!

Diese positive Erfahrung kann Ihnen keiner mehr nehmen *und* es war der erste Schritt in die richtige Richtung!

**Vom Opfer zur Beobachterin**

Statt sich von seinen Emotionen überrennen zu lassen (und Opfer zu sein), kann man ins Bewusstsein gehen (und Beobachter werden). Im zweiten Fall beobachten wir einfach, was passiert und registrieren:

- Oh, da taucht gerade eine kleine Wut in meinem Bauch auf, weil ich zu viel Essen in mich hineingeschaufelt habe.
- Aha! So fühlt sich das also an, wenn mich meine Kollegin überreden will, ein Eis mit Sahne zu essen und ich das gar nicht will.
- Sieh an! Das steigt also in meinem Inneren hoch, sobald ich bemerke, dass ich wieder zum

Schokoriegel gegriffen habe und mir erst beim Kauen auffällt, was ich da tue.

- Interessant! Das ist das Gefühl, das sich in meinem Bauch ausbreitet, wenn ich meinen Körper nackt im Spiegel sehe.
- Wow! Mit dieser Emotion reagiere ich auf Kritik über mein Aussehen.

Wenn Sie erst einmal beginnen, Ihr Bewusstsein zu trainieren, werden Sie wahrscheinlich erschrecken, sobald Ihnen klar wird, wie oft Sie unbewusst denken, fühlen und handeln.

Doch das kann sich ab jetzt ändern, indem Sie immer wieder aufmerksam sind und wahrnehmen, was ist.

**Fangen Sie am besten sofort damit an!**

*Bewusstes Fühlen befreit uns von der Annahme, unsere Gefühle seien Tatsachen, die uns betreffen und die uns bedrohen oder zerstören können.*
Safi Nidiaye, Expertin für emotionale Bewusstheit

**Zusammenfassung Tag 1 und 2**

So oft wie möglich: Achtsamkeit üben
So oft wie nötig: Bewusstseinstraining

*Eine Fähigkeit, die nicht täglich zunimmt, geht täglich zurück.*
Chinesisches Sprichwort

# Tag 3: Bye, bye, Stress ...

Liebe Leserin, lieber Leser, waren Sie gestern fleißig? Waren Sie oft genug achtsam? Haben Sie sich im bewussten Wahrnehmen geübt? Wie ging es Ihnen damit? Hatten Sie große Emotionen oder waren es eher Emotiönchen, die sich gezeigt haben? Fiel Ihnen dieses mit sich selbst beschäftigen schon ein wenig leichter?
Fragen über Fragen und ich hoffe, Sie haben positive Antworten darauf gefunden.
Oder haben Sie etwa bisher nur gelesen und noch nichts getan?
Falls Sie gerade genickt haben: Ja, worauf warten Sie eigentlich? Dass ein Wunder vom Himmel fällt und sich alles von alleine regelt?
**Macherinnen holen sich die Wunder, die sie erleben wollen, selbst!**
Falls Sie sich nicht zuerst einen Überblick verschaffen wollen:
Legen Sie los! Ich verspreche Ihnen hoch und heilig, dass es sich für Sie lohnen wird! Wirklich!

**Weg mit allem, was Sie nicht mehr brauchen!**

Heute wollen wir ein wenig emotionalen Stress loswerden. Nachdem Sie bisher die Emotionen „nur“ akzeptiert und hingenommen haben, dürfen Sie heute einen Schritt weiter gehen und dem, was noch nicht weichen wollte, einen kleinen Schubs versetzen. Schließlich sind *Sie* diejenige, die ihr Leben gestaltet und es wäre ja schlau, sich die Dinge so einzurichten, wie sie Ihnen gefallen (mehr dazu an einem der folgenden Tage).

## Aufgabe für Tag 3:
## Bye, bye Stress!

Wir mögen es zwar oft so empfinden, aber – Sie haben es ja schon gestern gelesen – wir sind unseren Gedanken und Emotionen *nicht* ausgeliefert! Wir können etwas dafür tun, uns so zu fühlen, wie es uns gefällt. Das ist mit einer gewissen Arbeit verbunden, doch es ist machbar. Manchmal klappt es sogar ganz schnell.
Dazu sollten wir jedoch zuerst einmal den Stress auf den Zustand, wie er gerade ist, verabschieden. Fast immer hängt dieser mit dem zusammen, was uns in der Vergangenheit begegnet ist.

### Vergangenheit aufräumen

Wir sind ja alle das Produkt unserer gemachten Erfahrungen. Was wir in früheren Jahren – vor allem bis zu unserem 7. Lebensjahr – erlebt haben, hat aus uns die Person geformt, die wir jetzt sind.
Jeder von uns hat unangenehme Dinge erlebt. Das bringt das Leben mit sich. Sofern wir diese Erlebnisse mit den dazu gehörigen Emotionen damals verarbeitet haben, können wir sie in Frieden ruhen lassen.
Doch da sind auch die Ereignisse, die uns noch immer stressen, wenn sie in uns hochkochen, weil uns etwas begegnet, das die Gefühle von damals in uns wachruft. Meist passiert das unbewusst. Uns schaut jemand auf eine bestimmte Art und Weise an oder sagt etwas, das ganz anders gemeint war, als wir es verstehen. Weil in unserem Inneren noch etwas ist, das nicht „erlöst" wurde, reagieren wir emotional, ohne so recht zu wissen, warum.
Das heißt: Aktueller Stress bezieht sich meist auf vergangene Erlebnisse, die noch immer Emotionen in uns wecken, die wir aber nicht fühlen wollen, weil sie einfach nur unangenehm sind.

## Emotionale Stressreduzierung (ESR)

Falls Sie mein Buch „Wow, hast *du* abgenommen!" gelesen haben, kennen Sie diese Übung schon. Sie ist einfach durchzuführen und eine der besten Methoden, die ich kenne. Weil sie so wirkungsvoll gegen Stress ist, lege ich Sie Ihnen ganz besonders ans Herz.

### Warum man ESR machen sollte

Wenn wir unter Stress stehen, weil wir:
uns ständig mit unserem Übergewicht beschäftigen,
unzufrieden mit uns und unserem Leben sind,
unter Zeitdruck stehen,
glauben, Dinge tun zu müssen, die wir nicht mögen,
unser Spiegelbild nicht ertragen können oder
uns anderweitig emotional verausgaben,
blockiert das unser Gehirn.
Wir haben dann nur noch Zugang zu:
**a)** einer Region, in der alte Verhaltensmuster gespeichert sind,
**b)** dem Bereich, in dem der Kampf- oder Fluchtreflex sitzt.
**Zu a)** Hier kann es sich um ein Verhalten handeln, das wir schon x-mal erlebt haben, weil es irgendwann in der Vergangenheit Erfolg gebracht hat.
In vielen Fällen ist dieses Verhalten längst nicht mehr angemessen. Doch es läuft automatisch ab, so, als hätten wir keine Kontrolle darüber, sobald ein bestimmter Knopf gedrückt wird. Wenn es mal wieder so weit ist, verfallen wir in das alte Muster, ohne uns bremsen zu können und meistens, ohne dass es uns überhaupt bewusst ist.
Kommen wir wieder zurück auf Sabine. Sie hat das Eis mit Sahne gegessen, *obwohl* sie es gar nicht wollte. Das Muster hat sie öfter: Sobald jemand auf sie einredet, sagt sie Ja. Später ärgert sie sich darüber. Dasselbe geschieht, wenn ihr Chef sie zu sehr fordert. Sie kriegt einfach kein Nein über ihre

Lippen. Stattdessen zieht sie die oberste Schreibtischschublade auf und schnappt sich ihr Allheilmittel gegen Frust: einen Schokoriegel. Kaum hat sie ihn aufgegessen, beschimpft sie sich selbst als schwach und inkonsequent. Sie nimmt sich vor, dass es das letzte Mal war und dass sie sich weder länger unter Druck setzen lassen, noch zu Trostschokolade greifen wird. Aber tief in ihrem Inneren spürt sie, dass sie das nicht in der Hand hat.

**Zu b)** Der Kampf- oder Fluchtreflex hatte in Zeiten unserer Urahnen seine Berechtigung. Er wird heutzutage aber nur in den seltensten Fällen benötigt, denn wer wird schon von einem wilden Tier oder einem feindlichen Stamm angegriffen und muss deshalb kämpfen oder fliehen?

Doch unser Gehirn interessiert es nicht, ob es sich um eine tatsächliche Gefahr handelt oder ob es „nur" um den Stress mit dem Chef geht. Die Wahrscheinlichkeit, dass Sabine ihm eine Ohrfeige gibt (kämpfen), ist relativ gering, aber dass sie am liebsten alles stehen und liegen lassen würde (fliehen), wenn ihr mal wieder alles über den Kopf wächst, liegt nahe.

Doch weder a) noch b) würden sie weiter bringen, egal ob es sich um den Chef, ihre Gewichtsreduzierung oder ein anderes Thema handelt. Deshalb ist es jetzt an der Zeit, sich vom Stress zu verabschieden, um frei zu sein, das zu tun, was sie wirklich will. Und das geht ganz leicht!

## Wie ESR funktioniert

Um sich bewusst aus dem Kampf- oder Fluchtreflex zu lösen, als auch alte Muster zu durchbrechen, legt man eine Hand auf die Stirnbeinhöcker. Das sind zwei Höckerchen, die sich ungefähr in der Mitte zwischen den Augenbrauen und dem Haaransatz befinden und als leichte Erhebungen ertastet werden können. Sie haben einen Bezug zum neurovaskulären System, das heißt, sie regen die Durchblutung verschiedener Organe, Muskeln und Meridiane an.

Werden die Stirnbeinhöcker berührt, wird der präfrontale Cortex – ein Teil des Frontallappens der Großhirnrinde – aktiviert. In diesem Bereich des Gehirns finden die Entscheidungen statt. Die andere Hand kommt an den Hinterkopf. Das aktiviert den Gedächtnisspeicher und stellt eine Verbindung zum präfrontalen Cortex her.
Mit anderen Worten: Wir schaffen eine Verbindung zwischen der Vergangenheit und der Gegenwart und haben dadurch die Möglichkeit, neue Entscheidungen zu treffen und herauszukommen aus unserem üblichen Verhaltensmuster. Denn wir können Situationen neu bewerten und kreative Lösungsmöglichkeiten entdecken, ohne von starken Emotionen überwältigt zu werden.

*Anstatt unsere Emotionen bewusst zu fühlen, lassen wir uns unbewusst von ihnen beherrschen. Ohne es zu merken, halten wir sie für Tatsachen, anstatt zu erkennen, dass es Gefühle sind.*
Safi Nidiaye, Expertin für emotionale Bewusstheit

**Wie man ESR ausführt**
(Am Ende das Ganze noch mal im Schnelldurchlauf)

Zurück zu Sabine: Um die Übung in Ruhe zu machen, verzieht sie sich ins Schlafzimmer und macht es sich auf dem Bett bequem.
**Vorbereitung**
Sie schaut nochmal über ihre Notizen und achtet darauf, welche Emotionen hochsteigen und ob bzw. wie sie körperlich reagiert. Manchmal hat sie zittrige Hände und manchmal bekommt sie einen ganz trockenen Mund, wenn sie gestresst ist. Auch jetzt soll sie die Emotion und das Körpergefühl lediglich zur Kenntnis nehmen. Auf keinen Fall soll sie sich damit identifizieren oder das Ganze bewerten.
Um eine Veränderung besser nachvollziehen zu können, ordnet sie sowohl ihre Emotion als auch das körperliche Gefühl auf einer Skala von 1 (kaum spürbar) bis 10 (kaum auszuhalten) ein.

Dann geht es los mit der Stressreduzierung:

**Schritt 1**

Nachdem sie in eine bequeme Liegeposition gerutscht ist, legt sie eine Hand auf ihre Stirn und die andere unter den Hinterkopf. Dann lässt sie den Tag mit all seinen Hochs und Tiefs Revue passieren. Natürlich denkt sie vor allem an die negativen Erlebnisse, wie die Sache mit der Kollegin, dem Chef oder der Freundin und dass sie in allen Fällen nicht Nein sagen konnte. Wahrscheinlich schleichen sich Erinnerungen an Situationen aus der Vergangenheit, in denen sie genauso gehandelt und sich gefühlt hat wie heute, in ihren Kopf.

Während das passiert, reagiert ihr Körper so, als würde sie alles aktuell erleben, denn ihr Unbewusstes kann nicht zwischen Erinnerung und Gegenwart (Zukunft übrigens auch) unterscheiden. Deshalb kann es passieren, dass Tränen kommen, sie ärgerlich wird oder dass sie Enttäuschung spürt.

Die ganze Zeit über hält sie Stirn und Hinterkopf, um den auftretenden Stress zu bewältigen. Sie lässt erst los, wenn die Emotionen und ihre körperlichen Auswirkungen weniger werden oder sogar ganz verschwinden.

Wichtig: In dem Maße, wie sie sich erlaubt, so zu sein, wie sie ist, kann sie das auch anderen erlauben. Dadurch kann sie in Mitgefühl sich selbst und den anderen gegenüber gehen.

**Schritt 2**

Sobald sie das Gefühl hat, es sei genug, stellt sie sich vor, dass eine Schnur von ihren Füßen bis tief in die Erde führt und noch vorhandener Stress an dieser Schnur aus ihrem Gedächtnis und ihrem Körper nach unten fließt.

**Schritt 3**

Jetzt stellt Sabine sich vor, wie sie die Situation, die sie gerade gedanklich durchgespielt hat, „umschreibt“. Denn in ihrer Innenwelt ist sie Autorin, Regisseurin und Akteurin in einem. Sie kann vergangene Erlebnisse gedanklich so gestalten, wie sie diese gerne gehabt hätte. Sie könnte sich zum

Beispiel vorstellen, wie sie mit fester Stimme „Nein, danke!“ zu ihrer Kollegin sagt und wie sie den Chef darüber informiert, dass sie heute pünktlich gehen muss, die Arbeit aber sofort am nächsten Morgen erledigen wird.
Während sie die entsprechenden Bilder vor ihren inneren Augen ablaufen lässt, registriert sie, wie sie sich fühlt.
Durch diese positive Vorstellung kann ihr bewusst werden, dass auch andere Verhaltensweisen möglich sind, begleitet von angenehmen Emotionen.
In ihrer Fantasie ist übrigens alles erlaubt, was ihr gefällt. Sie kann sich also die tollsten Geschichten zusammenspinnen. Ist eine gewünschte Vorstellung erst einmal in ihrem Kopf, kann sie sich auch verwirklichen. Dazu später mehr.

**Nachbereitung**

Sobald Sabine fertig ist, denkt sie wieder an die Skala, um festzustellen, wo sie jetzt steht. Womöglich viel weiter unten?
Es kann sein, dass sie die Emotionale Stressreduzierung an einem anderen Tag wiederholen muss, um ein noch besseres Ergebnis zu bekommen. Am besten ist es, wenn sie damit erst aufhört, sobald sie komplett losgelassen hat und sich die negativen Emotionen aufgelöst haben!

*Ihr Gehirn kennt keinen Unterschied zwischen äußeren und inneren Ereignissen.*
Dr. Joe Dispenza, Neurowissenschaftler

**Noch einmal im Schnelldurchlauf**

So läuft der Prozess Emotionale Stressreduzierung ab:

- Sie haben Stress erlebt.
- Sie ordnen die Gefühle auf der Skala ein.
- Sie legen Ihre Hände auf Stirn und Hinterkopf.
- Sie denken an die erlebten Gefühle, lassen die Situation Revue passieren.

- Sie lassen den restlichen Stress durch eine Schnur in die Erde ablaufen.
- Sie stellen sich die Situation so vor, wie Sie diese gerne erlebt hätten.
- Sie ordnen den Stress auf der Skala ein.
- Sie freuen sich, dass Sie sich viel besser fühlen!
- Wenn Sie so vorgehen, haben Sie erfolgreich die Balance zwischen „verdrängen“ und „sich hineinsteigern“ hergestellt. Glückwunsch!

**Zusammenfassung Tag 1 bis 3**

Noch immer: Achtsamkeit üben
Auch das Bewusstsein immer wieder trainieren
Emotionale Stressreduzierung, um den Stress auf das, was bei der Achtsamkeitsübung zutage kam, zu beseitigen.

## Tag 4: Ja zu mir!

Wie sieht es heute bei Ihnen aus, liebe Leserin, lieber Leser? Haben Sie gestern emotionalen Stress losgelassen? Ein wenig oder sogar ganz viel? Ich bin mir sicher, dass Ihnen das gut getan hat und Sie sich ein Stückchen befreit fühlen. Denn jedes Mal, wenn Sie ESR machen, wird die Last auf Ihren Schultern leichter. Versprochen!
Und jetzt nerve ich Sie wieder mit meiner Frage: Haben Sie die Übung auch wirklich gemacht? Sie kennen ja diesen Spruch: „Von nichts kommt nichts“.
Aber:
***Sobald Sie Dinge tatsächlich in Angriff nehmen und an einer Sache dranbleiben, dann wird es gar nicht anders gehen, als dass sich etwas verändert!***
Vielleicht sind Sie ja schon außer Atem von den vielen neuen Dingen, die gerade auf Sie einstürmen: Aufmerksamkeit auf sich selbst zu richten und sich deshalb wichtig zu nehmen, das Bewusstsein zu trainieren, um frei von Automatismen zu werden und dann auch noch den Stress zu reduzieren ...
Das kann ganz schön viel auf einmal sein.
Oder war das bisher alles kalter Kaffee für Sie, weil Sie das Meiste von dem, was ich geschrieben habe, bereits kennen und sich gerade fragen, ob das etwa schon alles war und wann die Autorin endlich loslegt?
Wie auch immer es bei Ihnen aussieht: Ob Sie fleißig waren oder nicht, ob Sie Anfängerin darin sind, sich mit sich selbst auseinanderzusetzen oder ob Sie sich schon ziemlich gut kennen ... leider weiß ich das nicht. Vielleicht haben Sie ja Lust, mir mal zu schreiben? Es könnte ja sein, dass Sie bereits Fragen haben oder sich mitteilen wollen. Damit Sie nicht lange suchen müssen, kommt hier meine Adresse: Helga.Baureis@t-online.de.

Sie können aber auch gerne noch warten, bis es Ihnen in den Fingern juckt, eine Mail zu schicken. Tun Sie das ganz nach Ihrer Lust und Laune.

**Heute mal auf Sparflamme**

Sie hatten an den ersten drei Tagen einiges zu lesen und in Ihrem Leben umzusetzen. Wenn wir weiter in diesem Tempo vorgehen, werden Ihnen möglicherweise Zeit und/oder Lust davon rennen. Deshalb gibt es an Tag 4 (und an ein paar anderen Tagen auch) nur ganz wenig zu tun. Als Erholung sozusagen, bevor es mit voller Fahrt weiter geht.

**Ihre Aufgabe für Tag 4:**
**Haben Sie?**

Haben Sie heute schon innegehalten, um wahrzunehmen:
was Sie denken,
was Sie fühlen und
wie Sie handeln?
Was ist Ihnen dabei bewusst geworden? Sind Sie einem Muster auf die Schliche gekommen? Haben Sie zum Beispiel bemerkt, in welchen Situationen Sie zu Süßigkeiten greifen, sich in Ihr Schneckenhaus zurückziehen, wütend werden, ungerecht sind, es anderen recht machen wollen, unkontrolliert Essen in sich hineinstopfen, Schuldgefühle bekommen ...?
Was muss von außen passieren, damit Sie Dinge tun, die Ihnen ganz und gar nicht behagen?
Welche Gedanken und Emotionen bringen Sie dazu, sich schlecht zu fühlen?
Was muss jemand zu Ihnen sagen, damit er es schafft, dass Sie unangemessen reagieren?
Welche Knöpfe sind es, die – einmal gedrückt – das immer gleiche Schema in Ihrem Inneren ablaufen lassen?
Wenn Sie das herausgefunden haben, sind Sie einen *Riesenschritt* weitergekommen. Sie wissen ja: **Bewusstsein ist Macht!** Sobald Sie erkannt haben,

wie Sie ticken, wird es Ihnen viel leichter fallen, sofort zu reagieren, wenn etwas schräg läuft und nicht erst, wenn Sie schon mit dem Rücken an die Wand gedrückt werden.
Viele Frauen haben ein Problem damit, Nein zu sagen und sich gegen die Wünsche, Erwartungen und Forderungen anderer abzugrenzen. Es gibt Menschen, die das ausnutzen und ständig versuchen, ihre eigenen Interessen über die anderer zu stellen. Sind Sie jemand, der sich leicht provozieren lässt? Andere müssen nur seltsam schauen oder eine kleine Bemerkung fallen lassen und schon gehen Sie los wie eine Rakete? Auch in diesem Fall kann man sich von anderen Leuten ganz schnell manipulieren lassen. Neigen Sie zu Schuldgefühlen? Dann haben andere ebenfalls ein leichtes Spiel mit Ihnen. Aus Schuldgefühlen heraus lässt man sich viel schneller dazu verleiten, Dinge zu tun, zu denen man unter anderen Umständen Nein sagen würde.
Wir werden sehr viel öfter von Menschen manipuliert, als uns das bewusst ist. Manche Menschen beobachten andere und handeln dann entsprechend, um ihren Willen durchzusetzen.
Um noch einmal zu einem Beispiel aus Sabines Notizen zu greifen: Ihre Freundin Claudia weiß ganz genau, was sie tun muss, um ihre beiden Kinder bei ihr abzuladen. Das kann ein Telefonat sein, das ganz harmlos damit beginnt, dass sie sich Sabines Kummer anhört, in dessen Verlauf sie diese aber darüber ausfragt, was sie abends oder am Wochenende vorhat. Während Sabine sich noch über die Möglichkeit, sich ihren Ärger von der Seele zu reden freut, ist die Falle schon zugeschnappt und sie hört sich Ja sagen, als sie gefragt wird, ob ihre Kinder sich nicht über den Besuch von Claudias Kleinen freuen würden. Beim Auflegen des Hörers fragt sie sich, wie das wieder passieren konnte, und ärgert sich über ihre Zusage.

**Ab heute keine Marionette mehr!**

Ab dem Zeitpunkt, an dem Sie wahrnehmen, was in Ihrem Inneren abläuft, die hochsteigenden Gefühle akzeptieren, wie zuvor beschrieben, und den verbleibenden Rest mit Emotionaler Stressreduzierung bearbeiten, können Sie belastende Muster loslassen.
Sie werden viel schneller Situationen erkennen, in denen andere versuchen, Sie zu manipulieren und für ihre Interessen einzuspannen. Dadurch werden Sie immer freier.
So könnte Sabine sich in einem ruhigen Augenblick hinlegen, Stirn und Hinterkopf halten und sich die Situationen, in denen sie zu ihrer Freundin Ja gesagt hat, um sich hinterher erstaunt zu fragen, wie es dazu kam, Revue passieren lassen. Während Sabine das tut, wird ihr mit Sicherheit bewusst werden, an welchen Stellen ihre Freundin bisher immer eingehakt hat.
Nach diesem Aha-Erlebnis kann sie Schritt 3, wie unter ESR weiter vorne beschrieben, machen, indem sie sich die betreffenden Situationen noch einmal vorstellt. Doch dieses Mal wird sie in ihrer Vorstellung merken, wie der Hase läuft und sich – während sie noch immer Stirn und Hinterkopf hält – vorstellt, dass sie zum Beispiel ganz gelassen sagt: „Nein, heute passt es mir nicht. Gerne ein andermal".
Sobald Sabine das ein- oder zweimal gemacht hat, wird sie sich wundern, wie hellwach sie auf einmal ist, wenn Claudia ihre lieben Kleinen wieder bei ihr abladen will und sie wird es schaffen, dieses Mal abzulehnen.
Was meinen Sie: Ist das nicht Grund genug, diese Übung auszuprobieren und regelmäßig zu machen?

## NEIN sagen!

Genau genommen geht es nicht darum, Nein zu anderen zu sagen. In Wirklichkeit sagen Sie jedes Mal ***Ja zu sich***. Ja zu Ihren Wünschen und Ihren Bedürfnissen.
Damit Ihnen das leichter gelingt, nehmen Sie ein Blatt Papier und schreiben in die Mitte diesen Satz darauf:
**„Ich bin eine Person, die NEIN sagen kann!"**
Hängen Sie das Blatt an die Stelle, an der Sie am liebsten sitzen, während Sie telefonieren, bzw. hängen Sie es an eine ganz bestimmte Stelle, an der Sie sich bewusst niederlassen, wenn Leute, die etwas von Ihnen wollen könnten, am Telefon sind.
Sobald Sie jemand mit einer Bitte überrascht und Sie den obigen Satz noch nicht über die Lippen bringen, sagen Sie: „Ich rufe in ein paar Minuten zurück."
Nachdem Sie aufgelegt haben, berühren Sie Stirn und Hinterkopf und spielen die Situation gedanklich so durch, wie Sie gerne hätten, dass sie abläuft!
Sollte es beim ersten Mal mit dem Nein sagen nicht klappen, lassen Sie sich *bitte* nicht unterkriegen, sondern wiederholen es so lange, bis es hinhaut.
Wenn Sie es geschafft haben, belohnen Sie sich mit etwas, das Sie sich schon länger wünschen (bitte kein Eis, keine Schokolade, keine fettigen Pommes ..., sondern etwas, das Sie weiterbringt).

*Wer abnehmen will, muss eine Menge mündlicher Prüfungen bestehen.*
Klaus Klages, Philosoph

## Zusammenfassung Tag 1 bis 4

Achtsamkeit üben
Bewusstsein trainieren
Emotionale Stressreduzierung, um immer mehr zu der Person zu werden, die Sie wirklich sind!
Nein sagen üben!

# Tag 5: Emotionen bestimmen unser Leben

Liebe Leserin, lieber Leser, sind Sie mit Ihren Erkenntnissen schon einen Schritt weiter gekommen? Haben Sie eine Veränderung in Ihrem Denken und Fühlen gespürt?
Hurra! Hurra! Das fühlt sich doch sicher klasse an!? Ich will Ihnen die Frage, ob Sie auch wirklich mitmachen oder nur lesen, ersparen. Falls Sie zu denjenigen gehören, die ihr Leben in die Hand nehmen und damit beginnen, es nach ihren Wünschen zu gestalten, wird Sie diese Frage eher nerven.
Sollten Sie aber zu den Menschen gehören, die sich noch immer nicht aufraffen konnten, etwas zu tun, stattdessen aber schimpfen, jammern, sich bei anderen beklagen, dann wird der heutige Tag besonders interessant für Sie sein.

**Kaum zu glauben!?**

Bei dem Thema, das ich Ihnen jetzt serviere, werden Sie vielleicht zuerst einmal den Kopf schütteln, weil Sie sich nicht vorstellen können, dass es so etwas gibt. Doch warten Sie einfach mal ab und lesen Sie weiter:
Die Politikerin, die von einem Amt zum nächsten nach immer größerer Macht strebt, der Unternehmer, der bereits Unsummen an Geld angehäuft hat, aber nicht aufhören kann, noch mehr zu wollen, der Extremsportler, dessen jeweiliger Gipfel höher sein muss als der letzte, der Sexsüchtige, der nach einem immer stärkeren Reiz sucht, die Verliererin, die von einem Unglück ins nächste tappt ... Alle diese Leute haben eins gemeinsam. Und nein, es ist nicht nur die Lust auf ein Stück Kuchen oder einen großen Teller

Spaghetti, die uns dazu antreibt, etwas zu tun, was wir „eigentlich“ gar nicht tun wollten!

## Höher, weiter, schneller?

Gehören Sie zu dem oben beschriebenen Personenkreis oder kennen Sie jemanden, auf den das Beschriebene passt? Menschen, die dauernd an und über ihre Grenze gehen, die gerne mal einen Streit provozieren, sich über andere erheben oder ständig unter Strom stehen? Immerzu auf der Suche nach etwas, das sie einfach nicht finden können? Letztendlich niemals an ihr Ziel gelangend? Menschen, die immer MEHR brauchen?
Oder auch Menschen, denen nicht zu helfen ist, weil sie sich von Ärger zu Ärger hangeln?

## Die Wissenschaft hat es bewiesen

Die amerikanische Wissenschaftlerin Dr. Candace Pert hat herausgefunden: Solche Menschen sind süchtig! Süchtig nach Stress, Wut, Macht, Angst, Kontrolle, Rechthaberei, Ärger, Sturheit, Selbstgerechtigkeit, Versagen, Unterwerfung, Dominanz oder Eifersucht.
Sie schütteln verwundert den Kopf? Weil Sie sich gar nicht vorstellen können, dass jemand so irrational sein kann? Oder aber weil der eine oder andere Punkt bei Ihnen auf Widerhall stößt?

## So kann Emotionssucht aussehen

Emotionssucht hat viele Gesichter: Da ist die Singlefrau, die lautstark beteuert, sich nach einer harmonischen Ehe mit Kindern und Haus zu sehnen, aber gerade mal wieder an einen Partner geraten ist, der sie belügt, betrügt oder gar schlägt.
Dieser Partner will „eigentlich“ genau dasselbe wie sie, doch er bekommt regelmäßig seine unerklärlichen Wutanfälle. Wenn es so weit ist, hat er keinerlei Macht über sich und seine Handlungen.

Ist der Wutanfall vorbei, spürt er nur noch Müdigkeit, Verzweiflung und den dringenden Wunsch, sich zu ändern. Doch tief in seinem Inneren weiß er, dass er es nicht schaffen wird.
Dann gibt es den erfolgsverwöhnten Geschäftsmann, der es nicht lassen kann, sich in Gesellschaft anderer über Schwächen seiner Mitarbeiter, seiner Partnerin oder Familienmitglieder lustig zu machen. Er hat eine hohe Erwartungshaltung und wer dieser nicht gerecht wird, hat verloren. Wenn er sich lediglich mit seinen Erfolgen brüsten würde, könnte man es noch nachvollziehen. Doch er macht alle um sich herum klein und man fragt sich: Warum hat dieser Mann das nötig? Was stimmt nicht mit ihm?
Ich bin mir sicher, dass Sie auch einen Opfertypen kennen, der immer wieder in Situationen hineinschlittert, in denen er von anderen schlecht behandelt, übers Ohr gehauen oder ausgenutzt wird. Er kann der Mann mit dem Kombi sein, der bei jedem Umzug zur Stelle ist, der stets bereit steht, wenn man Hilfe braucht und selbst niemals um etwas bittet.
Sie wollen ihm zurufen: „Merkst du denn nicht, was da läuft? Hau doch mal auf den Tisch und sage Nein!" Aber das hätte keinen Sinn, weil er gar nicht anders kann.
Dann gibt es noch den Opfertypen, der seine Rolle (unbewusst) mag, weil es aufbauend und bequem ist, sich von anderen auffangen und unterstützen zu lassen. Er ist derjenige, der seinen Freunden stundenlang die Ohren über ein- und dasselbe Problem voll jammert, um sie als emotionalen Mülleimer zu benutzen. Dieser Typ Mensch sagt gerne Dinge wie: „Ich will ja, aber ich kann nicht" oder „Ich will ja, aber es klappt doch nichts".
Es versteht sich von selbst, dass auch der „Retter" eines solchen Menschen in seiner Rolle gefangen ist und genauso von der Situation profitiert, wie das Opfer.
Unglaublich? Allerdings!

*Wenn wir ständig nur die gleichen Emotionen erleben und niemals auf ihnen aufbauen, dann sind wir auch in den immer gleichen Mustern aus Reiz und Reaktion gefangen.*
Dr. Joe Dispenza, Neurowissenschaftler

**Auf der Jagd nach den Indizien**

An diesen Zeichen können Sie erkennen, ob Sie selbst oder jemand, der Ihnen nahe steht, süchtig nach Emotionen sind/ist:

- Man fühlt sich oft seinen intensiven Emotionen ausgeliefert.
- Obwohl es einem damit schlecht geht, hat man ein starkes Verlangen nach weiteren emotionalen Reaktionen (man kann einfach nicht aufhören).
- Deshalb provoziert man immer wieder dieselben negativen Situationen (das läuft unbewusst ab).
- Man fühlt sich nicht in der Lage, etwas an diesen Situationen zu verbessern.
- Man verspricht sich selbst (und/oder anderen), etwas Bestimmtes nie mehr zu tun, bricht dieses Versprechen aber nach kürzester Zeit.
- Denn man hat sich diesbezüglich einfach nicht im Griff und
- fühlt sich dadurch schlecht, minderwertig oder der Situation hilflos ausgeliefert.

Wenn einer dieser Punkte zutrifft oder auch alle zutreffen, kann man davon ausgehen, dass man sich in einer Suchtspirale verfangen hat.

**Ihre Reaktion?**

Haben Sie sich (oder andere) in der Beschreibung wiedererkannt? Hat Ihr Herz angefangen, schneller zu klopfen, haben Sie feuchte Hände bekommen oder einen Kloß im Hals, weil es so gut auf Sie passt? Oder sind Sie innerlich in Abwehrhaltung gegangen, da Ihnen das, was Sie gerade gelesen haben, überhaupt nicht behagt?

In beiden Fällen kann ich Sie beruhigen: Mehr oder weniger sind wir alle nach Emotionen süchtig.
Im Idealfall handelt es sich dabei um positive Gefühle. Dass wir zum Beispiel glücklich sein oder Liebe spüren wollen.
Aber dass jemand Verlangen nach negativen Emotionen hat? Das ist kaum nachvollziehbar. Oder?
Vielleicht wird es klarer, wenn Sie sich folgende Situation vorstellen: Da ist die Kollegin, die sich ständig zu viel Arbeit aufhalsen lässt, die jede Bitte erfüllt und sich niemals beklagt (so ähnlich, wie es bei Sabine der Fall ist). Nach außen hin ist sie das gutmütige Schaf, das zu allem Ja und Amen sagt. Doch in ihrem Inneren brodelt es schon lange. Irgendwann kocht es in ihr über und sie flippt aus. Die Kollegen sind irritiert, aber sie fühlt sich euphorisch: Endlich konnte sie sich mal gegen die anderen wehren! Wow, fühlt sich das gut an! Das will sie wieder erleben.
Also kreiert sie sich – natürlich unbewusst – entsprechende Situationen, um immer wieder ausflippen zu können.
Genauso geht es derjenigen, der etwas Schlimmes zugestoßen ist. Sie schildert es ihren Freundinnen und erntet für ihre Geschichte Bestürzung, Entsetzen, Mitgefühl. Sie bekommt sehr viel Zuwendung, steht im Mittelpunkt des Interesses. Was für ein erhebendes Gefühl und wie verführerisch, demnächst wieder etwas Schlimmes zu erleben!
Oder auch das: Diejenige, die eine Diät nach der anderen ausprobiert, hungert, leidet, zunimmt, abnimmt, verzichten muss, sich dem Heißhunger hingibt, sich beklagt ... auch sie bekommt ihren Kick dadurch, dass sie bei anderen auf Verständnis stößt, abwechselnd bedauert oder bewundert wird. Sie hat immer ein Thema, auf das andere anspringen, denn wer ist schon zufrieden mit seiner Figur?

### Was, zum Teufel, läuft denn da falsch?

Dr. Candace Pert liefert eine wissenschaftliche Erklärung zu dem, was abläuft: Emotionen produzieren Peptide (Moleküle der Gefühle), die genau an *den* Rezeptoren unserer Gehirnzellen andocken, die für die Aufnahme von Endorphinen zuständig sind. Wenn wir also durch ein herausragendes Ereignis – egal, ob negativ oder positiv – „high“ waren, versuchen wir, die damit verbundene Emotion immer wieder zu erleben, um das Hochgefühl nochmal zu fühlen. Dann passiert etwas, das wir nicht unter Kontrolle haben: Die Opiatrezeptoren unseres Körpers beginnen nicht nur damit, dieses Peptid zu erwarten, sie verlangen regelrecht danach!
Das Ergebnis: Wir werden süchtig nach der auslösenden Emotion bzw. Situation.
Dr. Pert vergleicht das übrigens mit der Abhängigkeit von Drogen.

### Verrückt, oder?

Sobald die Rezeptoren der Zellen über einen langen Zeitraum mit einer Droge (einer Emotion) überfüttert werden, werden sie nicht, wie man jetzt meinen könnte, dicker. Nein, sie beginnen zu schrumpfen. Das klingt zuerst einmal gut, ist es aber nicht. Denn mit der Verringerung der Anzahl der Rezeptoren werden diese unempfindlicher gegenüber der Droge (der Emotion). Dann heißt es: Erhöhung der Dosis, um das ersehnte Hochgefühl zu erleben. Höher, weiter, schneller ...
Nun könnte man ja beschließen: Dann hungere ich die Zellen einfach aus, indem ich die Emotion unterdrücke. Der Wissenschaftler Dr. Joe Dispenza sagt dazu: „Wenn wir in Bezug auf unsere Emotionen ‚fasten', schicken die Zellen Nervenimpulse an das Gehirn, um ihm mitzuteilen, dass sie am Verhungern sind“.

Und was passiert? Klar, es macht sich auf die Suche nach einer Situation, in der es die Emotionen voll und ganz ausleben kann!
Vielleicht ist das eine Erklärung dafür, warum es mitunter so schwer ist, sich zu verändern?

**Gefangen in der Welt der Emotionen?**

Nein, Sie wissen ja bereits, wie Sie mit Emotionen umgehen können: sich nicht damit identifizieren, sondern sie nur registrieren. Und dann heißt es atmen ... fühlen ... atmen ... entspannen ...

*Wir sehen, was wir glauben wollen. Und wir wenden uns von den Dingen ab, die zu fremd oder unangenehm sind.*
Dr. Candace Pert, Wissenschaftlerin

**Aufgabe Nr. 5:**
**Wonach sind *Sie* süchtig?**

Falls Sie jetzt sagen: „Nach nichts!“, bitte ich Sie dennoch, einen Blick auf die Liste zu werfen.
Falls Sie zu denjenigen gehören, die offen und neugierig sind, werden Sie gleich ein paar Überraschungen erleben.
Kreuzen Sie „Ihre“ möglichen Suchtmacher bitte an:
- o Stress
- o Wut
- o Macht
- o Angst
- o Kontrolle
- o Rechthaberei
- o Ärger
- o Sturheit
- o Selbstgerechtigkeit
- o Versagen
- o Unterwerfung
- o Dominanz
- o Eifersucht
- o Kummer

- Frustration
- Ohnmacht
- Enttäuschung
- Schuldgefühle
- Sorgen
- Blamage
- Trauer
- Neid
- Verbitterung
- Zurückweisung
- Leiden
- Kampf
- Selbstzerstörung
- Ekel
- Mangel
- Wertlosigkeit
- Scham
- Schuld
- negative Gedanken
- Perfektionismus
- Minderwertigkeit
- Risiko
- Druck
- Überforderung
- Zurückweisung

**Haben Sie etwas gefunden?**

Ich bin mir sicher, dass Sie genickt haben! Falls es so ist: Bitte seien Sie in den nächsten Tagen besonders achtsam, um zu erkennen, in welchen Situationen sich diese spezielle/n Emotion/en anschleicht/anschleichen.
Sollten Sie den Kopf geschüttelt haben (ohne Ihnen jetzt zu nahe treten zu wollen: Ich kann es nicht glauben!), ist die Aufgabe ganz „einfach“: in sich hineinfühlen, in sich hineinfühlen und noch einmal ... in sich hineinfühlen! Jedenfalls immer dann, wenn sich ein unangenehmes Gefühl in Ihnen breitmacht. Mit der Zeit wird sich Ihr Gespür dafür immer mehr verbessern.

## Warum gerade dieses Thema in Bezug auf Ihr Gewicht?

Möglicherweise haben Sie sich längst gefragt, was dieses ganze Gerede über Sucht mit Ihren Gewichtsproblemen zu tun hat!?
Was wird wohl passieren, wenn Sie sich immer wieder unglücklich fühlen, wenn Sie sich Sorgen machen, wenn Sie sich ungeliebt fühlen, wenn Sie glauben, eine Versagerin zu sein!? Sie werden anfangen, sich mit Essen zu trösten. Stimmt's?

## Auflösen der Suchtgefühle

Sie wissen jetzt wieder ein wenig mehr über sich selbst. Sie haben erkannt, dass es eine Emotion oder sogar mehrere Emotionen gibt, nach der/denen Sie süchtig sind.
Vielleicht können Sie es noch immer nicht glauben, dass man sich nach negativen Emotionen sehnen kann? Ja, es ist schon eine seltsame Sache, wie man es unbewusst hindrehen kann, sich selbst so sehr zu schaden.
Interessant wäre jetzt natürlich, wenn Sie herausfinden könnten, warum Sie diese Emotion unbewusst provozieren. Denn irgendwo in Ihnen muss ein Mangel sein, den Sie mit der Emotion übertünchen wollen. Sie haben es weiter vorne ja bereits gelesen, wie es zu der Sucht nach der Emotion kommen kann. Möglicherweise fehlen Ihnen Aufmerksamkeit, Mitgefühl, Verständnis, Wertschätzung, Liebe ...

## Selbstliebe

Wenn uns Aufmerksamkeit, Mitgefühl, Verständnis, Wertschätzung oder Liebe fehlen, versuchen wir meist, das im Außen zu bekommen, um die Leere in uns zu füllen. Wir wenden uns an Menschen, die uns nahe stehen: den Partner, die Familie, unsere Freunde. Bekommen wir nicht, was wir so dringend

brauchen, wie zum Beispiel ein wenig Anerkennung, werden wir von anderen oft als zickig, schnippisch, ungerecht oder schwierig bezeichnet.
Es kann auch passieren, dass wir Ja zu den Wünschen anderer und Nein zu unseren eigenen sagen, weil wir hoffen, dadurch das zu kriegen, wonach wir uns sehnen: „Wenn meine Mutter doch einmal sage würde, dass sie stolz auf mich ist“ oder „Wenn mein Partner doch endlich mal sehen würde, was ich jeden Tag leiste“.
Doch dieser Weg führt in eine Sackgasse. Wir bleiben immer abhängig davon, dass andere uns etwas geben.

**Selbst ist die Frau**

Aufmerksamkeit, Mitgefühl, Verständnis, Wertschätzung, Liebe, Anerkennung ... Haben Sie Lust, damit anzufangen, sich diese Zuwendung selbst zu geben?
Sobald Sie das tun, werden Sie frei von Erwartungen (incl. Enttäuschungen, wenn sie nicht erfüllt werden) an andere sein. Sie werden selbstbestimmter leben und – glauben Sie mir – sie werden sich wunderbar fühlen, nachdem Sie die ersten Schritte gemacht haben.
Einen dieser ersten Schritte will ich Ihnen zeigen. Er ist ganz simpel und doch so wirkungsvoll. (Und im Laufe des Buches kommt noch viel mehr, das Ihnen dabei hilft.

**Die Beste**

Haben Sie eine beste Freundin (Schwester, die sie sehr mögen, Lieblingscousine)?
Ich nehme mal an, dass Sie die Zeit mit ihr genießen, weil Sie mit ihr über alles reden, Sie ganz Sie selbst sein, Spaß haben, lachen und weinen können.
Stimmt's?
Jetzt stellen Sie sich bitte vor, sie würde nach längerer Zeit zu Ihnen zu Besuch kommen, um sich

mit Ihnen einen schönen Abend zu machen.
Was würden Sie tun?
Etwas Leckeres zu essen kochen, eine Flasche Prosecco öffnen, den Tisch schön decken, Kerzen anzünden, entspannende Musik auflegen ...
Denn Sie haben Ihre Freundin sehr gerne und wollen, dass sie sich richtig wohl bei Ihnen fühlt.
Stimmt's?
Und jetzt stellen Sie sich bitte einmal vor ...
diese allerbeste Freundin ...
das seien ***Sie selbst***.
Wie fühlen Sie sich bei diesem Gedanken?
Ziemlich seltsam? Weil der Gedanke, für sich alleine zu kochen, den Tisch schön zu decken, Kerzen anzuzünden, ungewohnt und fremd für Sie ist ...?
Oder denken Sie gerade: „Ja, warum denn eigentlich nicht!?"
Probieren Sie es doch bitte einmal aus, sich diese Aufmerksamkeit und Zeit zu schenken. Denn: **Sie sind es WERT!**

***Liebe deinen Nächsten, wie dich selbst, liebe dich selbst aber wie deinen Nächsten.***

**Zurück zu den Emotionen**

Nach diesem Ausflug zum Thema Selbstliebe geht es weiter mit der Sucht nach Emotionen und wie Sie sich davon lösen können ...
Wenn Sie spüren, dass ein ganz übles Gefühl in Ihrem Inneren hochsteigt, weil Sie sich gerade so richtig darüber ärgern, dass Sie mal wieder mehr gegessen haben, als sie wollten, weil Sie enttäuscht über sich oder andere sind, weil jemand bei Ihnen einen Knopf gedrückt hat und Sie sich manipuliert fühlen ... probieren Sie es hiermit:
**1. Raus aus der Situation gehen**
Das machen Sie, indem Sie die Situation von außen betrachten. Stellen Sie sich vor, dass das, was da gerade passiert, auf einer Bühne abläuft. Sie sitzen lediglich im Publikum, schauen dem Geschehen mit

Interesse zu und fragen sich: „Mal sehen, was als Nächstes geschieht? Mal sehen, wie ich jetzt reagiere?“

Wenn Sie zum Beispiel Angst vor Spinnen haben und einer dieser Achtbeiner direkt neben Ihnen an der Wand hochkrabbelt, können Sie vor Panik gelähmt sein oder hysterisch losschreien.

Sie können sich aber auch sagen: „Gerade steigt wieder diese Panik in mir hoch“, tief durchatmen und einfach weggehen und/oder den Staubsauger holen.

Warum dieses Vorgehen zum Erfolg führt? Ihr Gehirn will nicht ständig dieselben Szenarien durchspielen. So etwas findet es laaangweilig!

Stattdessen steht es auf neue Emotionen, neue Verhaltensmuster neue Situationen. Es dürstet nach frischen Erlebnissen und das immer wieder!

**2. Sport machen, sich bewegen**

Wenn Sie:

starke Emotionen spüren,

sich dabei bewegen,

möglicherweise Musik hören, die zu ihren Emotionen passen oder

diese Emotionen zusätzlich durch Weinen bzw. Schreien ausdrücken,

dann werden die Emotionen zusammen mit den dazu gehörenden Körpergefühlen gelöst und leichter losgelassen.

**3. Emotionale Stressreduzierung**

Diese Übung kennen Sie schon. Aber hier kommt eine Variante: Setzen oder legen Sie sich entspannt hin, berühren Sie Stirn und Hinterkopf und gehen Sie hinein in die Emotion. Atmen Sie tief ein und aus. Spüren Sie, wo in Ihrem Körper sich die Emotion festgesetzt hat, sei es in der Kehle, im Magen, im Herzen oder sonst wo. Stellen Sie sich vor, dass Sie mit jedem Mal, wenn Sie einatmen, frische Energie an diese Stelle schicken und mit jedem Ausatmen ein wenig Stress loslassen.

Berühren Sie Ihren Kopf so lange, bis Sie sich frei und entspannt fühlen.

## Suchtklopfen

In meinem Buch „Wow, hast *du* abgenommen!" habe ich beschrieben, wie man Suchtklopfen anwendet, sobald man das Gefühl hat, man muss ein bestimmtes Nahrungsmittel unbedingt essen, obwohl man weiß, dass es einem nicht gut tut.
Dieses Klopfen können Sie ebenfalls anwenden, wenn es sich um ein Gefühl handelt. Deshalb nennt sich die Technik auch „Phobieklopfen".
Sie ist die „Mutter" aller Klopftechniken und wurde in den 80ern von Roger Callahan entwickelt.

**Wie die Klopftechnik durchzuführen ist**
(Am Ende das Ganze noch mal im Schnelldurchlauf)

**Schritt 1:**
Ordnen Sie zuerst die Stärke Ihres Gefühls auf einer Skala von 1 (kaum zu spüren) bis 10 (kaum auszuhalten) ein.
**Schritt 2:**

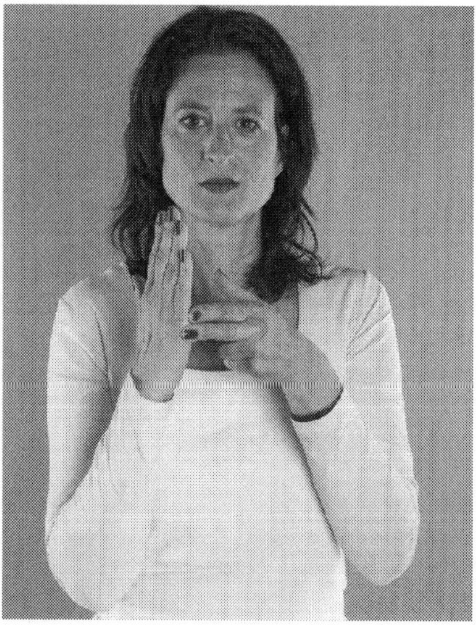

Klopfen Sie diesen Punkt: Fahren Sie mit Ihren Fingern über die Handaußenkante Ihrer rechten Hand und erspüren Sie die leichte Delle unter dem Grundgelenk Ihres kleinen Fingers.
Auf diese Stelle klopfen Sie mit Zeige- und Mittelfinger Ihrer linken Hand, während Sie folgenden Satz dreimal sagen: „Auch wenn ich eine Sucht nach Enttäuschung (Zweifel, Angst, Unzufriedenheit, Neid, Schuld, Scham, ärgerlich auf mich selbst zu sein etc. siehe die Punkte auf der Liste weiter vorne) habe, liebe, respektiere und akzeptiere ich mich aus ganzem Herzen so, wie ich bin."
Danach klopfen Sie den entsprechenden Punkt an Ihrer anderen Hand.

**Schritt 3:**

Klopfen Sie ungefähr 10-mal kräftig jeweils mit Zeige- und Mittelfinger auf den linken und rechten Wangenknochen unter Ihren Augen und fühlen Sie die Emotion dabei so intensiv wie nur möglich.

**Schritt 4:**

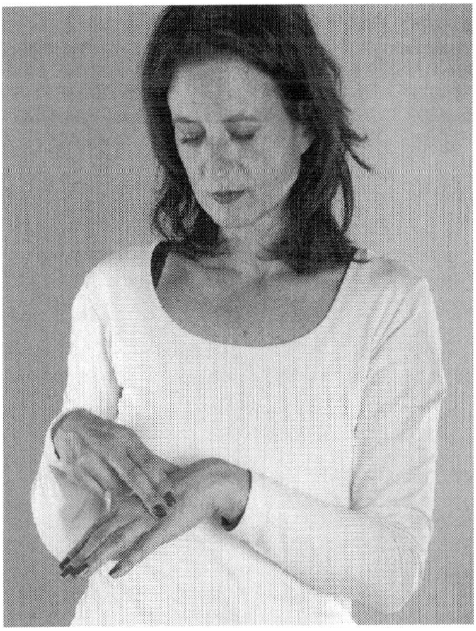

Fahren Sie mit Zeige- und Mittelfinger Ihrer rechten Hand von der „Schwimmhaut“ - der Stelle zwischen Klein- und Ringfinger - zwei Zentimeter in Richtung Handfläche. Fühlen Sie noch immer Ihre Emotion. Sie dürfen sich in diesem Fall so richtig hineinsteigern. Fühlen Sie die Emotion und klopfen Sie den beschriebenen Punkt zuerst an der einen und danach an der anderen Hand:

a) schauen Sie mit offenen Augen geradeaus,
b) schauen Sie mit geschlossenen Augen geradeaus,
c) richten Sie Ihre Augen nach links unten,
d) richten Sie Ihre Augen nach rechts unten,
e) lassen Sie Ihre Augen langsam linksherum kreisen,
f) lassen Sie Ihre Augen langsam rechtsherum kreisen,
g) summen Sie eine Melodie (denken Sie noch an das, was Sie jetzt gerne essen würden?),
h) zählen sie unrhythmisch und kreuz und quer: 5, 1, 3, 9, 2, 7... (auf keinen Fall singend, sondern eher wie ein Roboter),
i) summen Sie eine Melodie.

**Schritt 5:**

Klopfen Sie nochmals die Stellen unter Ihren Augen.

**Schritt 6:**

Denken Sie jetzt wieder an die Skala: An welcher Stelle stehen Sie?

Sie spüren die Emotion nicht mehr oder die Intensivität hat sich erheblich verringert? Dann können Sie aufhören.

Die Intensität der Emotion hat sich kaum oder gar nicht verringert? Dann wiederholen Sie das Klopfen entweder jetzt gleich oder zu einem baldigen Zeitpunkt.

Manchmal reicht es aus, ein einziges Mal zu klopfen, ein andermal muss es mehrmals wiederholt werden. Machen Sie es bitte auf jeden Fall so lange, bis eine deutliche Verbesserung eintritt!

**Schnelldurchlauf**

Um Ihnen einen Überblick über die Abfolge zu geben, kommt hier die Kurzform:

**1.** Ordnen Sie die Stärke Ihres Gefühls ein.
**2.** Klopfen Sie an Ihren Handaußenkanten.
**3.** Klopfen Sie auf den Wangenknochen.
**4**. Klopfen Sie zwischen Klein- und Ringfinger.
**5.** Klopfen Sie unter Ihren Augen.
**6.** Ordnen Sie die Stärke Ihres Gefühls ein.

**Alles verstanden?**

Falls bei der Durchführung des Suchtklopfens Fragen aufgetaucht sind, schicken Sie mir bitte ein Mail. Ich helfe Ihnen gerne weiter: Helga.Baureis@t-online.de.

**Zusammenfassung Tag 1 bis 5**

Achtsamkeit üben
Bewusstsein trainieren
Emotionale Stressreduzierung, so oft, wie nötig
Nein sagen üben
Nach welchen Emotionen sind Sie süchtig?
Diese Emotionen bearbeiten

# Tag 6: Alles, was Sie denken ...

Liebe Leserin, lieber Leser, wie fühlen Sie sich, nachdem wir gestern das etwas heikle Thema „Sucht nach Emotionen“ bearbeitet haben? Ist Ihnen etwas Wichtiges bewusst geworden? Konnten Sie schon ein wenig loslassen?
Ich bin mir ziemlich sicher, dass Sie spätestens jetzt angefangen haben, Ihr Leben in die Hand zu nehmen, um sich von Ihrem Gewichtsthema zu verabschieden. Stimmt's?
Wie immer hoffe ich, dass Sie gerade genickt haben. (Ich weiß, ich wiederhole mich.)
Aber ist Ihnen gerade etwas aufgefallen?
„Gewichtsthema“ ... Ich habe nicht das Wort „Gewichtsproblem“ benutzt.
Sie können es sich bestimmt denken: Das hat natürlich seinen Grund!

*Der Mann, der den Berg abtrug, war derselbe, der anfing, kleine Steine wegzutragen.*
Konfuzius, Chinesischer Philosoph

**Unsere vorherrschenden Gedanken bestimmen unser Leben**

Alles, was Sie denken ... hat seine Auswirkungen. Haben Sie davon schon gehört?
Und ist Ihnen auch bewusst, dass ***Sie*** selbst Tag für Tag Ihre Realität erschaffen?
Oder glauben Sie, der Konditor mit den leckeren Torten, der Pizza-Lieferdienst oder die Hersteller anderer Leckereien seien diejenigen, die für Ihre Figur verantwortlich sind? Nein, das denken Sie nicht wirklich!
Spaß beiseite, es geht nicht nur um Ihre Figur, sondern um Ihr gesamtes Leben. Wenn Sie mal

etwaige Zweifel an der Aussage, dass Sie im Großen und Ganzen Ihre Realität erschaffen, zur Seite schieben ... und sich vorstellen, dass es tatsächlich so sein könnte ...
***Welche unglaublichen Möglichkeiten würden sich Ihnen dann eröffnen?***

**Gedankenflut**

Wie es sich mit unseren Gedanken verhält, haben Sie ja bereits weiter vorne gelesen: Die meisten von uns schicken täglich ca. 13.200 negative Botschaften in die Welt hinaus.
Demgegenüber stehen nur 1.800 positive Gedanken.
Ist es ein Wunder, wenn unser Leben anders aussieht, als wir es gerne hätten?

*Nichts ist nur gut oder schlecht. Es sind unsere Gedanken, die es dazu machen.*
William Shakespeare

**Die Energie folgt der Aufmerksamkeit!**

Haben Sie diesen Spruch – der übrigens aus dem hawaiianischen Schamanismus kommt – schon einmal gehört?
Dorthin, wo wir unsere Gedanken schicken, wird auch unsere Energie gehen. Das, was dort ist, wohin wir unsere Gedanken schicken, wird sich realisieren.
Denn aus unseren Gedanken werden Gefühle und aus den Gefühlen Handlungen.
Dabei ist es der Energie völlig egal, ob sie in eine gute oder schlechte Richtung geschickt wird.

**Esoterischer Käse?**

Die großen spirituellen Lehrer aus Vergangenheit und Gegenwart sind sich einig: Gleiches zieht Gleiches an. Man kann auch sagen, dass das, was wir füttern, wächst.

Auch die Wissenschaft ist mittlerweile auf diesem Stand angelangt. Forschungen haben ergeben, dass wir kraft unserer Gedanken unser Leben gestalten und dass dank Millionen vergangener Gedanken unser Leben so wurde, wie es jetzt gerade ist.
Es ist/sind also weder das Schicksal, unsere Eltern, der Partner, der Chef, die Umstände, die Kollegen oder sonst jemand oder sonst etwas daran schuld, wenn uns unser Leben nicht gefällt.
Das bedeutet: Bye, bye Ausreden oder Schuldzuweisung nach außen.
Natürlich ist es unbequem, wenn man die Verantwortung nicht mehr abschieben kann, aber es hat auch sein Gutes, denn:
**Darin, dass wir uns selbst unsere Umstände schaffen, liegt unsere größte Macht!**

*Im Leben geht es nicht darum, sich selbst zu finden, sondern darum, sich selbst zu erschaffen.*
George Bernard Shaw

**So doch nicht!**

Ich kann verstehen, wenn Sie längst den Kopf geschüttelt und gesagt haben: „***So*** wollte ich es mit hundertprozentiger Sicherheit nicht!“
Bewusst würde man sich doch kein Leben schaffen, das aus Mühe, Problemen, Übergewicht und Gefühlen wie Angst, Enttäuschung oder Wut besteht.
Nein, bewusst nicht. Aber unser Unterbewusstsein hat ja auch noch ein Wörtchen mitzureden. Leider!
Doch jetzt kommt eine gute Nachricht: Mit dem nötigen Wissen können Sie Ihre alten Programmierungen aushebeln.

*Es gibt keine Materie, sondern nur ein Gewebe von Energien, dem durch intelligenten Geist Form gegeben wurde.*
Max Planck, theoretischer Physiker

## Unendliche Freiheit!

Sind das nicht fantastische Neuigkeiten: Sie sind weder dem Schicksal, noch dem, was sich aufgrund Ihrer Erziehung aufgebaut hat, noch dem Verhalten irgendwelcher Leute ausgeliefert!
**Sie können jetzt sofort entscheiden, Ihr Leben zu verändern.**
Und zwar in die Richtung, die Ihnen gefällt.

## Ein neues Leben per Mausklick?

Ich muss es Ihnen gleich gestehen: Ihr Leben lässt sich nicht mal eben per Knopfdruck verändern. Auch dann nicht, wenn Sie das gerne hätten oder wenn Ihnen das jemand verspricht.
Das heißt jedoch nicht, dass es nicht möglich ist, dass gerade *Sie* vielleicht ein Wunder erleben!
Doch in den meisten Fällen sind grundlegende Veränderungen mit Arbeit verbunden. Denn Sie müssen auch in diesem Fall Ihr Bewusstsein für das, was Sie denken, fühlen und tun, stärken.
Sie kennen das ja schon. Aber genau darin liegt eben das Geheimnis. Sie sollten wissen, wer Sie sind, um sich in die Person zu verwandeln, die Sie sein wollen.

*Wer ständig glücklich sein möchte, muss sich oft verändern.*
Konfuzius, chinesischer Philosoph

## Ihre Aufgabe Nr. 6: Energiewende

Ich bin mir ziemlich sicher, dass Sie auch schon einmal ein negatives Ereignis „herbeigedacht“ haben. Weil Sie ständig an etwas gedacht haben, das Sie nicht wollten, vor dem Sie Angst hatten oder weil Sie voller Zweifel waren, lief etwas genau in die Richtung, in die es nicht laufen sollte.
Sie haben es weiter vorne gelesen: „Die Energie folgt der Aufmerksamkeit“. Also sollten Sie Ihre

Aufmerksamkeit ab heute weg von dem lenken, was Sie nicht mögen und hin zu Ihren Lieblingszielen. Was brauchen Sie dafür?
Dem Thema „Schaffung einer neuen Realität" werden wir uns an einigen Tagen widmen, denn es ist eine große Sache, wenn man es so betreiben will, dass das Gewünschte passiert.
Fangen wir heute mal mit etwas an, das einfach ist.

**Grundreinigung**

**Davon bitte weniger:**

- Über Ihre Figur oder andere Dinge jammern
- Mit dem Schicksal hadern
- Sich beschweren
- Sich kritisieren
- Frust an sich selbst auslassen
- Frust an anderen auslassen
- Negativ über Ihre Figur und das Leben an sich denken bzw. sprechen

**Davon bitte mehr:**

- Positiv über sich und Ihr Leben denken und sprechen
- Dankbar für das sein, was Sie haben
- Gut mit sich umgehen
- Sich mit Worten und Taten aufbauen
- So viel Zeit wie möglich in sich selbst investieren
- Sich selbst lieben
- Sich so annehmen, wie Sie sind
- Sich auf andere Dinge als Essen konzentrieren
- Alles in Frage stellen, was Ihr bisheriges Leben bestimmt und an die Stelle gebracht hat, an der Sie gerade stehen und nicht bleiben wollen.

## Wie bin ich?

Betrachten Sie es doch bitte einmal so: Das Leben stellt Ihnen permanent eine Frage.
Diese Frage lautet:

- „Wie bin ich?"
- „Wie bin ich?"
- „Wie bin ich?"

Was antworten Sie darauf?
Sagen Sie:

- „Du bist grausam!",
- „Du bist hart!",
- „Du bist ungerecht!"?

Was glauben Sie, wird passieren, wenn Sie das denken? Natürlich, Sie wissen es selbst.
Das Leben antwortet: „Ja, *so* bin ich."
Ihrer Welt ist es egal, was Sie über sie denken. Sie gibt Ihnen immer Recht und serviert Ihnen das, was Sie erwarten.
Also wäre es doch viel besser zu sagen:

- „Du meinst es gut mit mir",
- „Du sagst Ja zu meinen Zielen",
- „Du unterstützt mich",
- „Du stehst hinter mir",
- „Du machst es mir leicht".

## Zu viel auf einmal?

Ja, es ist viel, an das Sie denken sollen und möglicherweise fühlen Sie sich bei dem Gedanken, das alles im Auge behalten zu müssen, überfordert. Aber herausfordernd ist das nur am Anfang. Je mehr Sie sich darin üben, desto leichter wird es Ihnen fallen und außerdem sind Sie ja jetzt bereits keine Anfängerin mehr, denn Sie üben sich schon seit Tagen darin, bewusster durch Ihr Leben zu gehen. Damit Ihnen die Umsetzung leichter gelingt, zeige ich Ihnen morgen eine gute Methode, die Sie garantiert mögen werden!

## Dankbarkeit

Dankbar für das zu sein, was Sie haben und was Sie sind, hat eine große Macht. Fangen Sie gleich heute Abend vor dem Einschlafen damit an, sich für mindestens drei Dinge zu bedanken, die tagsüber gut gelaufen sind.
Das müssen nicht immer die großen Dinge sein. Auch Kleinigkeiten, wie das freundliche Lächeln der Nachbarin, die Mittagspause im Sonnenschein oder dass Sie den letzten Parkplatz vorm Haus erwischt haben, sind es wert, dass Sie sich dafür bedanken. Schicken Sie Ihre Gedanken in Richtung Dankbarkeit, denn: Das, was Sie füttern, wächst! Das bedeutet, dass Sie durch diese Übung in Zukunft immer mehr Gründe haben werden, dankbar sein zu können.

*Nicht die Glücklichen sind dankbar. Es sind die Dankbaren, die glücklich sind.*
Francis Bacon

## Zusammenfassung Tag 1 bis 6

Achtsamkeit üben
Bewusstsein trainieren
Emotionale Stressreduzierung, so oft, wie nötig
Nein sagen üben
Emotionen mit Suchtfaktor aufspüren und bearbeiten
Negatives raus aus Ihrem Kopf
Positives rein in Ihren Kopf
Dem Leben sagen, wie gut es zu Ihnen ist!
Dankbarkeit ausdrücken

# Tag 7: Bändchen wechsle dich

Liebe Leserin, lieber Leser, wie sieht es aus? Stöhnen Sie schon, weil Sie so viel zu tun haben? Sie wissen ja, dass Sie all das in Ihrem eigenen Tempo machen können. Es gibt kein „Muss“, sondern nur ein „Kann“ oder „Sollte“.
Das „Sollte“ bezieht sich darauf, dass Sie täglich etwas für sich tun und an der Sache dran bleiben. Jedenfalls dann, wenn Sie wollen, dass Ihr Leben in die Richtung geht, die Ihnen gefällt.
Wenn Sie das 21 Tage-Coaching auf 30, 50 oder mehr Tage ausdehnen, dann ist das völlig in Ordnung. Aber vielleicht ist mein Tempo genau richtig für Sie und Sie warten schon ganz ungeduldig darauf, was heute auf Sie zukommen wird?

**Kurzschlussreaktion?**

Wie reagieren Sie, wenn Sie:

- in einer Umkleidekabine stehen,
- eine Geburtstagsparty besuchen,
- mit einer schlanken Freundin im Café sitzen,
- bemerken, dass ihr Magen drückt, weil Sie zu viel gegessen haben ...

Was passiert dann?
Kann es sein, dass sie in solchen Situationen fluchen, jammern, sich selbst beschimpfen?
Denn es gefällt Ihnen ganz und gar nicht, dass:

- die Hose, in die Sie gerade geschlüpft sind, zu eng ist,
- Sie auf der Party zu viel gegessen und getrunken haben oder aber auf alles verzichtet haben, während Sie die anderen Gäste beobachten mussten, wie Sie es sich gut gehen ließen,

- die schlanke Freundin sich - ohne Konsequenzen fürchten zu müssen - den Bauch vollstopfen kann, nur Sie nicht,
- Sie mal wieder nicht mit dem Essen aufhören konnten?

**Gefühls-Chaos?**

Wie fühlen Sie sich, nachdem Sie deshalb geflucht, gejammert, sich beschimpft haben?
Na, ich kann es mir sehr gut vorstellen! Denn ich habe mich auch oft so verhalten und dementsprechend gefühlt.

**Falsches Wachstum**

Was glauben Sie, wird passieren, sobald Sie sich zu sehr auf das fokussieren, was Sie an Ihrem Aussehen oder Verhalten stört?
Jedes Mal, wenn Sie ...
sich mit Ihren Freundinnen über Ihre derzeitige Figur unterhalten,
in den Spiegel schauen und enttäuscht sind oder etwas Entsprechendes in einem Forum posten,
halten Sie an Ihrem aktuellen Zustand fest.
Jedes Jammern, jedes Schimpfen und Mäkeln sorgt dafür, dass Sie an der Stelle bleiben, an der Sie gerade sind. Denn Sie sagen jedes Mal: „Ich bin zu dick“ und „Ich mag mich nicht“, wenn nicht noch Schlimmeres.
Mit diesen Wiederholungen sorgen Sie nicht nur dafür, dass das schlechte Gefühl wächst – sie hämmern es sich regelrecht in Ihr Gehirn ein.
Dadurch wächst es immer weiter an, Sie entwickeln eine Sucht auf das negative Gefühl, das Gefühl hat Sie fest im Griff, Sie sind gefangen und es wird umso schwerer, da wieder herauszukommen.
Uff! Das fühlt sich wirklich, wirklich übel an!

## Veränderung geht ganz leicht?

Sie wissen ja, dass Ihr Gehirn mindestens 21 Tage braucht, bis es sich an ein neues Muster gewöhnt hat. Man muss sich also, wenn man sich etwas abgewöhnen will, „nur“ drei bis vier Wochen lang durchhalten.
Das ist leichter gesagt, als getan. Denn wir nehmen uns etwas vor, und sind motiviert, das durchzuhalten. Aber dann hat uns das übliche Alltagsgeschehen wieder im Griff und aufgrund von Stress, Zeitmangel oder Unachtsamkeit gehen unsere Veränderungswünsche schnell mal unter.
Schon befinden wir uns auf unserer Negativspur, fluchen, jammern, schimpfen und fühlen uns so richtig schlecht dabei. Wieder hat etwas nicht geklappt! Lohnt sich doch alles nicht!

## Aufgabe Tag 7:
## Schluss mit fluchen, jammern und schimpfen!

Ich hatte Ihnen ja für heute eine Methode versprochen, die Sie sicher mögen. Sie ist grandios einfach. Ich habe sie selbst schon für ein paar Themen (z.B. jammern oder ärgerlich reagieren) ausprobiert und tatsächlich ... man wird negatives Verhalten los! Die Idee stammt von dem amerikanischen Pastor Will Bowen (Buch „Einwandfrei), der an die Mitglieder seiner Gemeinde lila Armbändchen verteilen ließ.
Das Prinzip ist einfach: Man zieht ein Armbändchen an. Dazu kauft man sich am besten ein Neues, das „nur“ dem Zweck der Veränderung dient (und das zu allen Kleidungsstücken passt) oder das – noch besser – in irgendeiner Weise auffällig ist. Natürlich kann man auch einen Ring nehmen oder einen einzelnen Ohrring.
Und jetzt kommt es: Jedes Mal, wenn man flucht, jammert oder schimpft, muss man es auf die andere Seite wechseln.

**Fester Anker**

Warum das so wirkungsvoll ist? Dadurch, dass Sie ein bestimmtes Armband, einen extra dafür gekauften Ring oder Ohrring benutzen, ist Ihre Aufmerksamkeit auf dieses Schmuckstück gerichtet. Sie wissen ganz genau, welchen Zweck Sie damit verfolgen.
Wenn Sie das Armband zum Beispiel über das linke Handgelenk streifen und sich dabei erwischen, dass Sie fluchen, jammern oder schimpfen, nehmen Sie es von der linken Seite weg und ziehen es über das rechte Handgelenk. Dadurch ist Ihnen bewusst, dass Sie gerade etwas getan haben, von dem Sie sich verabschieden wollten. Sie trainieren sich ein neues Verhalten an.

**Nur 21 Tage?**

Je nachdem, wie oft Sie sich dabei erwischen, dass Sie anders reagiert haben, als Sie es wollten, kann es natürlich monatelang dauern, bis Sie es geschafft haben, das Armband (den Ring oder Ohrring) nicht mehr wechseln zu müssen. Doch es geht nicht darum, wie lange Sie brauchen, sondern dass Sie es am Ende schaffen, das Band für mindestens 21 Tage auf einer Seite zu halten.
Und Sie werden merken, dass sich das alte Muster tatsächlich verflüchtigt hat! Ich verspreche Ihnen, dass Sie sich fantastisch fühlen werden, sobald Sie diesen Sieg erringen!
Aber nicht nur das. Durch das Self-Coaching werden Sie lernen, anders zu denken, zu fühlen und zu handeln. Sie werden sich nachhaltig verändern

**Suchen Sie sich eins aus!**

Ich habe bei mir selbst die Erfahrung gemacht, dass es einfacher ist, mich nur auf eine einzige Sache zu fokussieren. Wenn ich ständig daran denken muss, nicht zu fluchen, zu jammern, zu schimpfen und auch

anderes, wie mich zu beklagen oder mich zu kritisieren, dann bin ich überfordert.
Also habe ich mich bei meinem ersten Experiment darauf fokussiert, mit dem Jammern aufzuhören. Denn ich habe mich damals oft dabei erwischt, dass ich Jammertiraden losgelassen und mich danach noch viel schlechter gefühlt habe.
Nach sieben Wochen hatte ich die 21 Tage geschafft und seitdem kommt es selten vor, dass ich jammere und falls doch, tue ich es ganz bewusst und dann ist wieder alles gut, weil ich es mit einem inneren Lächeln und der Zuversicht, dass dieses Verhalten mich nicht mehr im Griff hat, getan habe.
Da ich oft alleine am PC sitze und vor mich hinarbeite, fluche, jammere oder schimpfe ich nicht so oft. Jedenfalls nicht laut. Eher leise in mich hinein. Also achte ich auch auf meine Gedanken und wechsle, sobald es nötig ist.

**Wofür entscheiden Sie sich?**

Sie haben gestern die Liste der Dinge gesehen, die Sie reduzieren sollten. Suchen Sie sich das aus, was Sie am meisten anspricht - oder nehmen Sie sich das vor, das bei Ihnen am meisten „brennt“ - und machen Sie sich ans Werk.
Hier nochmal alle meine Vorschläge auf einen Blick, die Sie mit Ihren Ideen ergänzen können:

- fluchen
- jammern
- schimpfen
- sich beklagen
- mit dem Schicksal hadern
- sich beschweren
- sich selbst kritisieren
- andere kritisieren
- Frust an anderen auslassen
- negativ über die eigene Figur denken oder sprechen

- negativ über die Figur anderer denken oder sprechen
- negativ über das Leben denken oder sprechen
- ärgerlich reagieren
- zu denken: Morgen fange ich an

Und dann geht es los. Bändchen an, Glück heran!

**Zusammenfassung Tag 1 bis 7**

Achtsamkeit üben
Bewusstsein trainieren
Emotionale Stressreduzierung, so oft, wie nötig
Nein sagen üben
Emotionen mit Suchtfaktor aufspüren und bearbeiten
Negatives raus aus Ihrem Kopf
Positives rein in Ihren Kopf
Dankbarkeit ausdrücken
Dem Leben sagen, wie gut es zu Ihnen ist!
Ein Bändchen (einen Ring, Ohrring oder Ähnliches) tragen, um blockierendes Denken, Fühlen, Verhalten zu verändern.

# Tag 8: Raus aus dem Tief!

Liebe Leserin, lieber Leser, haben Sie schon das Bändchen am Handgelenk? Es würde mich brennend interessieren, wie es Ihnen damit geht, Ihr Leben in die Hand zu nehmen und Neues zu schaffen.
Irgendwie fiebere ich mit Ihnen und freue mich für Sie!!!
Falls Sie mir noch nicht geschrieben und Lust haben, es heute zu tun: Helga.Baureis@t-online.de.
Weil Sie in der ersten Woche ganz schön an sich arbeiten mussten, lassen wir es heute mal wieder langsamer angehen. Das Gelernte muss sich ja erst einmal setzen.
Trotzdem gibt es natürlich eine neue Aufgabe für Sie.

**Psychologische Umkehr**

Manchmal nehmen wir uns etwas vor, wie zum Beispiel die Ernährung umzustellen, und schon nach kurzer Zeit scheitern wir. Obwohl wir uns zu Beginn total sicher waren, dass uns diese Umstellung gut tun und ans Ziel bringen wird, knicken wir plötzlich ein, ohne so recht zu wissen, warum. Dann kann es passieren, dass wir tausend Ausreden suchen, um wieder in unser übliches Verhalten zurückzufallen.
Wir stellen das neue Ernährungskonzept in Frage,
fühlen uns in unserem Vorhaben gefangen,
glauben eh nicht daran, dass uns etwas helfen kann, Gewicht zu verlieren,
haben plötzlich den unwiderstehlichen Drang, uns mit Essen vollzustopfen (und tun es vielleicht auch),
haben das Gefühl, in einem Teufelskreis zu sitzen, ohne jemals wieder herauszukommen,
fühlen uns verzweifelt und hilflos,
glauben nicht daran, unser Ziel jemals erreichen zu können,

wollen unbewusst gar nicht, dass sich unser Problem lösen soll.

### Ihre Aufgabe für Tag 8: Noch einmal klopfen

Am Tag 5 haben Sie gelesen, wie Suchtklopfen funktioniert. Einen Part davon können Sie anwenden, um aus dem oben beschriebenen Zustand wieder herauszufinden.
Um die Übung zu machen, suchen Sie sich einen dieser Sätze aus:

- „Auch wenn ich **nicht will, dass es mir gut geht**, liebe, respektiere und akzeptiere ich mich aus ganzem Herzen so, wie ich bin."
- „Auch wenn ich **mir nicht verzeihen kann, dass ich zu viel gegessen habe**, liebe, respektiere und akzeptiere ich mich aus ganzem Herzen so, wie ich bin."
- „Auch wenn ich **sauer auf mich selbst bin**, liebe, respektiere und akzeptiere ich mich aus ganzem Herzen so, wie ich bin."
- „Auch wenn ich **einen Fehler gemacht habe**, liebe, respektiere und akzeptiere ich mich aus ganzem Herzen so, wie ich bin."
- „Auch wenn ich **es nicht schaffe, ein Vorhaben durchzuhalten**, liebe, respektiere und akzeptiere ich mich aus ganzem Herzen so, wie ich bin."
- „Auch wenn ich **selbstzerstörerische Tendenzen habe**, liebe, respektiere und akzeptiere ich mich aus ganzem Herzen so, wie ich bin."
- „Auch wenn ich **mich als Versagerin fühle**, liebe, respektiere und akzeptiere ich mich aus ganzem Herzen so, wie ich bin."
- „Auch wenn ich **einfach nicht aufhören kann, zu essen**, liebe, respektiere und akzeptiere ich mich aus ganzem Herzen so, wie ich bin."

Jetzt fahren Sie mit Ihren Fingern über die Handaußenkante Ihrer rechten Hand und erspüren Sie die leichte Delle unter dem Grundgelenk Ihres

kleinen Fingers. Auf diese Stelle klopfen Sie mit Zeige- und Mittelfinger Ihrer linken Hand und sagen dabei den Satz, der für Sie am besten passt, dreimal. Danach klopfen Sie den entsprechenden Punkt an Ihrer anderen Hand.
Nachdem Sie diese Übung gemacht haben, sollten Sie sich erleichtert und freier fühlen.

**Am besten täglich**

Vorsorglich sollten Sie diese Klopftechnik täglich – falls nötig auch mehrmals – anwenden. Sie ist ja innerhalb einer Minute gemacht und holt Sie zuverlässig raus aus der Negativfalle.
Um die Veränderung nach der Übung besser einordnen zu können, skalieren Sie: Wo auf der Skala von 1 (eigentlich ist alles gut) bis 10 (sehr unangenehmes Gefühl) stehen Sie, bevor Sie klopfen? Wo auf der Skala stehen Sie, nachdem Sie geklopft haben?

**Und noch ein wenig Bewusstheit**

Welche Gedanken hegen Sie, wenn Sie in der Küche stehen und Ihr Essen zubereiten? Gehen Sie gedanklich durch, welche Arbeiten Sie noch zu erledigen haben und fühlen sich unter Zeitdruck, weil Sie jetzt auch noch kochen müssen? Führen Sie innere Diskussionen mit jemandem, der Ihnen derzeit auf die Nerven geht? Fragen Sie sich, ob Sie von dem Essen, das Sie gerade in Händen halten, zunehmen werden? Ärgern Sie sich, dass Sie sich nichts Frisches besorgt haben und mal wieder auf die Tiefkühlpizza zurückgreifen müssen, von der Sie wissen, dass sie genau das ist, was Sie nicht essen wollten?
Sollte das bei Ihnen immer mal wieder oder auch öfter vorkommen: Halten Sie das Stopp-Schild hoch!
Stellen Sie das Gerede in Ihrem Kopf ab.
Was Sie stattdessen tun können:
Legen Sie entspannende Musik ein,

gehen Sie gedanklich an den Strand oder
auf eine bunte Blumenwiese,
atmen Sie tief durch und freuen Sie sich auf den Genuss der Speisen,
sagen Sie sich: „Das, was ich jetzt essen werde, mach mich schlank, gesund, jung, attraktiv und glücklich.“

**Seien Sie nett zu sich!**

Wenn es noch nicht so klappt mit Ihren Figurplänen und Sie deshalb enttäuscht sind, sagen Sie sich doch einfach einen dieser Sätze:

- „Ich bin dabei, abzunehmen und manchmal läuft es noch nicht so rund.“
- „Mein Gehirn und mein Körper lernen gerade etwas Neues. Es wird einen Moment dauern, bis ich das Neue verinnerlicht habe und dann nehme ich auch ab.“
- „Ich bin gerade dabei, abzunehmen und da ist es normal, dass man manchmal einer Versuchung nachgibt.“
- „Ich bin gerade dabei, über meine Schwächen hinauszuwachsen.“

Es ist eine Kunst, den Ist-Zustand zu akzeptieren und liebevoll mit sich selbst umzugehen. Diese Kunst können Sie erlernen.

**Zusammenfassung Tag 1 bis 8**

Achtsamkeit üben
Bewusstsein trainieren
Emotionale Stressreduzierung, so oft, wie nötig
Nein sagen üben
Emotionen mit Suchtfaktor aufspüren und bearbeiten
Negatives raus aus Ihrem Kopf
Positives rein in Ihren Kopf
Dankbarkeit ausdrücken
Dem Leben sagen, wie gut es zu Ihnen ist!
Ein Bändchen tragen
Psychologische Umkehr beseitigen

# Tag 9: Vom Gedanken zum Gefühl

Liebe Leserin, lieber Leser, nachdem es gestern etwas gemächlicher vorwärtsging, können wir ja heute wieder Gas geben? Oder was meinen Sie?
Ich bin mir sicher, dass Sie sich bereits anders fühlen als an Tag 1. Sie sind bewusster geworden, nehmen viel mehr wahr, kommen sich selbst (und anderen?) ein wenig auf die Schliche, haben vielleicht schon im entscheidenden Moment Nein gesagt und überhaupt ist Ihr Leben leichter geworden.
Der positive Nebeneffekt: Wenn Ihr Leben leichter wird, dann wird auch Ihr Körper folgen und Ballast abwerfen!

**Warum wir fühlen, wie wir denken ...**

Was glauben Sie: Diese 60.000 Gedanken, die Ihnen täglich durch den Kopf schwirren ... wo gehen die hin? Irgendwohin „da draußen"? An einen unbestimmbaren Ort, über den Sie sowieso noch nie nachgedacht haben?
Oder glauben Sie, die Gedanken würden sich auflösen, sich in ein Nichts verwandeln, verschwinden auf Nimmerwiedersehen?
Falls Sie die vorherigen Seiten aufmerksam gelesen haben, dann wissen Sie, dass Ihre Gedanken sehr wohl Konsequenzen haben. Denn Sie setzen damit etwas in Gang, das möglicherweise in eine Richtung führt, die Sie nicht haben wollen.

**... und warum wir denken, was wir fühlen**

Der amerikanische Neurowissenschaftler Joe Dispenza sagt, dass wir mit jedem einzelnen Gedanken eine biochemische Reaktion aktivieren:

Zuerst schickt das Gehirn per Boten eine gedankliche Information an den Körper.
Der Körper passt sich dieser Information an, indem er Gefühle produziert.
Er schickt die Botschaft ans Gehirn, dass er jetzt fühlt, wie das Gehirn denkt.
Durch dieses Gefühl entsteht eine entsprechende Geisteshaltung.
Das Gehirn produziert chemische Stoffe, deren Signatur zu den Gedanken passt.
Diese chemischen Stoffe schickt es runter zum Körper.
Der Körper produziert entsprechende Gefühle und schickt sie zum Gehirn hoch.
Dadurch entsteht eine Gedanken-/Gefühlsschleife, die sich gegenseitig bedingt: Zuerst fühlen wir uns, wie wir denken und dann denken wir, wie wir uns fühlen.
Das Ergebnis: Wir kreieren einen Seins-Zustand und in der Folge unsere Realität.

*Deine Überzeugungen werden deine Gedanken,*
*deine Gedanken werden deine Wörter,*
*deine Wörter werden deine Taten,*
*deine Taten werden deine Gewohnheiten,*
*deine Gewohnheiten werden deine Werte,*
*deine Werte werden dein Schicksal.*
Mahatma Gandhi

**Böser Kreislauf**

Das, was da im Inneren passiert, könnte so aussehen, dass Sabine sich auf dem Weg zur Arbeit daran erinnert, dass ihre Kollegin gestern eine Bemerkung über ihr Essverhalten gemacht hat.
Durch den Gedanken daran, dass die Kollegin sie dafür kritisierte, dass sie zu schnell und dadurch zu viel essen würde, schüttet Sabines Gehirn chemische Stoffe aus.
Diese Stoffe werden zu ihrem Körper hinuntergeleitet.

Von einem Moment auf den anderen fühlt sich Sabine so, wie sie gerade gedacht hat: von der Kollegin kontrolliert und in ihrem Verhalten nicht akzeptiert. Sofort schickt der Körper die Info an ihr Gehirn zurück: „Ich bin verärgert. Was die sich bloß einbildet!“
Da das Gehirn pausenlos mit dem Körper kommuniziert, wird es von dem Gefühl beeinflusst und denkt weitere negative Dinge über die Kollegin: „Soll die doch mal in den Spiegel schauen. Sie ist ja auch nicht gerade Modellmaße!“
Schon steigt Wut hoch und etwas Entscheidendes passiert: Sabines Gefühle kontrollieren ihren Verstand!
So geht es weiter hin und her und der Ärger über die Bemerkung der Kollegin wächst.
Vielleicht läuft Sabines Gesicht rot an oder sie tritt fest auf das Gaspedal, um ihren Emotionen Ausdruck zu verleihen oder Ihre Muskeln verkrampfen sich, weil sie innerlich in das Kampf- oder Fluchtverhalten geht, das sie aber körperlich nicht ausleben kann.
Intensive Emotionen durchfluten ihren Körper und der chemische Cocktail setzt in ihrem Gehirn bestimmte Schaltkreise in Gang. Sie denkt analog zu ihren Emotionen und so sagt sie der Kollegin in ihrer Vorstellung so richtig die Meinung!
Sie gräbt in ihrem Gedächtnis nach längst vergangenen Ereignissen und regt sich im Nachhinein über jeden schrägen Blick und jede noch so kleine Bemerkung der Kollegin auf.
In ihrem Kopf findet eine hitzige Debatte statt, denn sie wirft ihr gedanklich all das vor, was sie ihr schon immer einmal sagen wollte.
Dadurch gerät sie mehr und mehr in Rage und überlegt, wie sie sich bei der Kollegin „revanchieren“ könnte.
Als Sabine in der Firma ankommt, ist sie so weit, dass sie der Kollegin am liebsten an den Hals springen würde. Wehe, die sagt jetzt auch nur ein falsches Wort. Dann ist es aus mit Sabines Zurückhaltung!

In diesem Stadium ist ihr mit Vernunft nicht mehr beizukommen. Sie ist viel zu sehr in ihren Emotionen gefangen.
Und warum ist sie so außer sich? Wegen eines ersten negativen Gedankens!

**Aufgabe Tag 9:**
**Wie wir denken sollten, was wir fühlen wollen**

So etwas haben Sie mit Sicherheit auch schon erlebt. Entweder bei sich selbst oder bei anderen. Doch wie kommen Sie aus dieser Gedanken-/Gefühlsschleife wieder heraus?
Auch hier gilt wieder: Bewusstsein ist Macht!
Füttern Sie Ihr Gehirn bewusst mit positiven Gedanken. Denn liebevolle, wohltuende, freudige Gedanken produzieren chemische Verbindungen, die liebevolle, wohltuende, freudige Gefühle entstehen lassen.
Das heißt: Sobald Ihnen bewusst wird, dass Sie gerade negative Gedanken haben – was Sie daran erkennen, dass Sie sich nicht gut fühlen – halten Sie ein Stoppschild hoch! Und formulieren Sie Ihre Gedanken positiv um.
Das kann in dem Moment wirklich sehr anstrengend sein! Denn wenn wir negativ denken, schließt sich umgehend das negative Gefühl an den Gedanken an und die Schleife läuft sich heiß.
Je länger wir mit dem Stoppen und Umschalten warten, desto schwieriger wird es.

**Sie kriegen das hin!**

Ich glaube fest an Sie, denn: Sie trainieren schon seit Tagen Ihre Achtsamkeit. Wenn Sie das auch weiterhin machen, wird es Ihnen immer leichter fallen, *sofort* zu bemerken, dass die Schleife aktiv ist.
**Und dann heißt es: anhalten und ANGENEHME Gedanken und Gefühle produzieren!**

**Zusammenfassung Tag 1 bis 9**

Achtsamkeit üben
Bewusstsein trainieren
Emotionale Stressreduzierung, so oft, wie nötig
Nein sagen üben
Emotionen mit Suchtfaktor aufspüren und bearbeiten
Negatives raus aus Ihrem Kopf
Positives rein in Ihren Kopf
Dankbarkeit ausdrücken
Dem Leben sagen, wie gut es zu Ihnen ist!
Ein Bändchen tragen
Psychologische Umkehr beseitigen
Negative Gedanken im Anmarsch?
Stoppschild hochhalten und umformulieren!

# Tag 10: Uralte Programmierungen

Liebe Leserin, lieber Leser, wie steht es eigentlich mit Ihren Gedanken und Gefühlen bezüglich Ihrer Figur? Hat sich da schon etwas geändert? Ich könnte mir vorstellen, dass Sie entspannter mit Ihrem Aussehen umgehen, denn Sie arbeiten ja täglich an sich.
Falls es nicht so sein sollte: Es kommen in den nächsten Tagen noch einige interessante Informationen auf Sie zu. Sie haben ja gerade erst damit angefangen, sich in die Person zu verwandeln, die Sie sein wollen. Sobald Sie alles umsetzen, an der Sache dran bleiben und sich ein wenig Zeit lassen, kann es gar nicht anders sein, als dass sich etwas bei Ihnen tut!
Übrigens bemerkt man eine Veränderung manchmal zuerst in ganz anderer Hinsicht, und während man sich darüber ärgert, dass man noch kein Gramm abgenommen hat, übersieht man, dass man innerlich viel ruhiger und gelassener ist oder dass man plötzlich keine Magen- oder Kopfschmerzen mehr hat.

**Lieber leiden?**

Wir alle haben doch schon mehr als nur eine Situation erlebt, die mit jedem Mal, wenn wir uns daran erinnern, den Blutdruck hochtreibt, für einen Schweißausbruch sorgt, uns so richtig wütend oder traurig macht.
Sie kennen das vielleicht von sich selbst oder auch von anderen: Es gibt Themen, die werden immer und immer wieder aufgewärmt, selbst wenn es sich um Ereignisse handelt, die bereits jahrelang zurückliegen und deshalb vergessen sein sollten.
Manchmal wundern wir uns, dass wir (oder jemand, der uns nahe steht) die Kränkung, den Ärger, die Enttäuschung von damals einfach nicht loslassen

können. Stattdessen denken wir immer wieder daran, was geschah und regen uns auf, schämen uns, sind traurig oder wollen, dass sich die Person, die damit zu tun hatte, sich bei uns entschuldigt oder dass endlich jemand bestätigt, dass uns großes Unrecht zugefügt wurde. Wenn das nicht geschieht, halten wir verbissen an der alten Erinnerung fest.

**Was passiert da in unserem Inneren?**

- Wir haben etwas erlebt, das sehr emotional für uns war. Das kann Liebeskummer, die Trennung von einem Partner, ein Todesfall oder eine Situation sein, in der wir uns für unsere Figur geschämt haben.
- Wir erinnern uns wiederholt an dieses Ereignis, indem wir nur daran denken oder ständig darüber sprechen.
- Dabei werden im Gehirn jedes Mal dieselben Muster und Sequenzen aktiviert wie damals.
- Weil Schaltkreise verstärkt werden, krallt sich das Erlebnis immer mehr in unserem Gehirn fest. Das ist so, als würden wir die Spur, die zu der Vergangenheit führt, mit jeder Erinnerung tiefer graben.
- Auch im Körper werden die chemischen Botenstoffe von damals immer und immer wieder ausgeschüttet. Wir befinden uns auf einer gedanklichen und emotionalen Endlosschleife.
- Dadurch verfestigt sich die Emotion mehr und mehr. Wir trainieren unser Gehirn und unseren Körper regelrecht darauf, die Emotion bloß nicht zu vergessen!
- Mal abgesehen davon, dass es schmerzhaft ist, eine unangenehme Emotion wiederholt zu fühlen, ist ein noch schlimmerer Effekt, dass dadurch Gewohnheiten entstehen.
- Als Ergebnis haben wir Reaktionen, Wahrnehmungen und Gewohnheiten

eingespeichert, die unser Denken und Fühlen steuern.

- Wir haben uns also selbst programmiert, immerzu in einer gewissen Art und Weise zu denken, zu fühlen und zu handeln, ohne dass uns das bewusst ist. Das macht uns zu „Automaten“, die scheinbar nur eine einzige Möglichkeit haben, zu reagieren.
- Wir glauben an das, was wir einmal gelernt haben und wehe, uns will einer von unserem Glauben abbringen! Unter Umständen werden wir dann fuchsteufelswild! Wir sind ja so sehr davon überzeugt, dass unsere Realität die einzig wahre ist. In unserem Inneren schreit es: „Ich habe aber Recht!“
- Andere nehmen uns in solchen Momenten als eingefahren oder verbohrt wahr.

*Wenn wir erst einmal die Mitte unsere Lebens erreicht haben, bestehen wir zu 95 Prozent aus unterbewussten Programmierungen, die automatisch ablaufen.*
Dr. Joe Dispenza, Neurowissenschaftler

**Die Auswirkungen**

Sie kennen das doch, dass Sie weder beim Rad fahren, noch beim Kartoffeln schälen oder Zähne putzen darüber nachdenken müssen, was Sie gerade machen. Dadurch, dass Sie dieselben Bewegungen schon tausendfach vollzogen haben, ist die Tätigkeit automatisiert.
Dasselbe trifft zu, wenn wir Menschen oder Dinge bewerten, über unser Leben schimpfen oder uns Sorgen um andere machen. Das alles ist ein Produkt unserer früheren Programmierung, die im Hintergrund automatisch abläuft.
Aufgrund dieser Selbstprogrammierung kann es sein, dass wir zu viel essen, wenn wir uns über etwas ärgern oder enttäuscht sind. Wir stopfen dann Süßes oder Salziges in uns hinein, weil wir zum Beispiel in

der Kindheit gelernt haben, dass wir damit ein ungutes Gefühl unterdrücken können.

**Ist das nicht schade?**

Ja, ist es nicht wirklich schade, dass wir die meiste Zeit unseres Lebens auf Autopilot laufen? Man sagt ja, dass wir 94 bis 99 Prozent unseres Gehirns ***nicht*** benutzen!
Und jetzt will ich Ihnen mal etwas verraten: Je weniger wir bewusst sind, desto höher ist die Prozentzahl! Deshalb quäle ich Sie ja schon seit Tag mit der Erinnerung daran, dass Sie Ihr Bewusstsein schulen sollen.

**Nicht nur negativ**

Natürlich ist diese Sache mit der Programmierung und Automatisierung – wie so ziemlich alles im Leben – nicht nur schlecht. Würden wir diese Fähigkeit nicht beherrschen, müssten wir täglich aufs Neue sprechen, laufen und eben auch Rad fahren, Kartoffeln schälen Zähne und putzen lernen.

**Hände an den Kopf**

Sie haben schon weiter vorne gelesen, dass Emotionale Stressreduzierung hilft, alte Muster loszulassen.
Wenn Sie eine Hand auf die Stirn und die andere an den Hinterkopf legen, unterbrechen Sie Ihr automatisches Verhalten, das Sie sich über viele Male antrainiert haben. Dadurch gewinnen Sie die Kontrolle über Ihr Denken, Fühlen, Handeln zurück und können neue Gewohnheiten entwickeln.
Je älter ein Muster ist und je fester es sitzt, desto hartnäckiger müssen Sie möglicherweise an der Sache dran bleiben. Doch wenn Sie es so machen, wie unter Tag 3 beschrieben, wird sich nach und nach etwas verändern.

Ich will Sie jetzt natürlich nicht darauf programmieren, dass Sie wochenlang mit Ihren Händen am Kopf durch das Leben laufen sollen. Denn es kann auch ganz schnell gehen und das ist die Einstellung, die ich bevorzuge: Viel erwarten, sich aber auch mit weniger zufriedengeben. Mit anderen Worten: Veränderungen können Zeit brauchen oder auch ruckzuck passieren.

**Ihre Aufgabe für Tag 10:**
**Nicht im Recht sein wollen!**

Ich weiß noch genau, wie ich bis zu dem Zeitpunkt, an dem mir bewusst wurde, was ich da tue, immer wieder voller Freude gesagt habe: Es ist so schön, im Recht zu sein!
Ja, es war tatsächlich schön. Aber eher schön dumm von mir, auf meinem Recht zu beharren!
Natürlich tut es gut, wenn die eigenen Annahmen, das eigene Weltbild bestätigt werden. Wer will denn schon zu den Menschen gehören, die ständig Fehler machen, die irgendwie verpeilt sind und die Welt mit (unserer Meinung nach) falschen Augen betrachten? Wer will schon die Kontrolle über sich und die Ereignisse, die auf ihn zukommen, verlieren?
Gewisse Annahmen und Erwartungen zu haben, geben (scheinbar) Sicherheit. Außerdem schützt es uns vor dem ungeliebten Gefühl der Enttäuschung. Wir nehmen lieber schon mal an, dass das, was wir uns wünschen, eh nicht klappen wird (und legen uns unbewusst selbst Steine in den Weg). Wenn es dann so weit ist und das negative Ergebnis eintritt, können wir - statt zu leiden - sogar noch sagen: „Ich habe es doch gewusst, dass es nicht klappt!“
Das Schlimme daran ist, dass wir dieses „nicht klappen“ selbst initiiert haben!

## Blockierte Wege

Wenn Sie eine bestimmte Situation schon mehrfach erlebt haben, dann „wissen“ (erwarten) Sie, dass sie in einer gewissen Art und Weise endet. Die Weichen sind längst gestellt, weil die unbewusste Programmierung automatisch abläuft.
Sie nehmen sich die Möglichkeit, neue, nämlich positive, Ergebnisse zu erzielen. Ist das nicht wirklich schade?

## Ich bin so gerne im Unrecht!

Aber das kann man ändern. Wie? Ganz einfach: Erwarten Sie das Unerwartete! Erwarten Sie, im Unrecht zu sein! Erwarten Sie, dass die Dinge sich völlig anders regeln und lösen werden als sonst! Erwarten Sie absurde Ergebnisse! Erwarten Sie Wunder!
Sabine könnte zum Beispiel erwarten, dass sie sich nach dem Naschen schlank und sexy fühlt, dass die Waschmaschine läuft und das Essen gekocht ist, wenn sie nachhause kommt, dass sie abnimmt, ohne groß etwas dafür tun zu müssen, dass sie das, was sie sich vornimmt, erreicht, dass ihr Chef verständnisvoll reagiert, dass ihre Mutter ihr dafür dankt, dass sie immer so viel für sie tut, dass Claudia ihr anbietet, ihre Kinder zu nehmen, damit sie sich mal so richtig erholen kann, dass sie in den Spiegel schaut und ihre Figur mag!
Das ist verrückt, glauben Sie? So etwas kann niemals geschehen? Ohne, dass man aufwendig an sich arbeiten oder dem anderen ins Gewissen reden muss? Einfach so? Ein Wunder, sozusagen?
Ich antworte darauf: **DOCH, es kann passieren!**
Ich habe es selbst schon erlebt. Bei mir und bei anderen. Und ich antworte noch etwas: Probieren Sie es aus! Sie werden sich wundern, wie einfach es sein kann, den Autopiloten abschalten.

*Wunder: Wir müssen die emotionalen Zustände überwinden, die wir in unserem Alltag erleben. Unsere persönlichen Zweifel, unsere eigene Wertlosigkeit, unsere eigene Lethargie und Erschöpfung, unsere eigenen Stimmen, die sagen, wir seien nicht gut genug oder es sei unmöglich.*
Dr. Joe Dispenza, Neurowissenschaftler

**Zusammenfassung Tag 1 bis 10**

Achtsamkeit üben
Bewusstsein trainieren
Emotionale Stressreduzierung, so oft, wie nötig
Nein sagen üben
Emotionen mit Suchtfaktor aufspüren und bearbeiten
Negatives raus aus Ihrem Kopf
Positives rein in Ihren Kopf
Dankbarkeit ausdrücken
Dem Leben sagen, wie gut es zu Ihnen ist!
Ein Bändchen tragen
Psychologische Umkehr beseitigen
Negative Gedanken ausbremsen und umformulieren
Das Unerwartete erwarten

# Tag 11: Das Kind in Ihrem Innern

Liebe Leserin, lieber Leser, wie geht es Ihnen an Tag 11? Haben Sie das, was Sie bisher erfahren haben, gut verdaut? Konnte ich Sie inspirieren? Haben Sie schon angefangen, Ihr Leben nach Ihren Wünschen zu gestalten? Mögen Sie sich und Ihre Figur lieber als es zu Beginn des Coachings der Fall war?
Fragen über Fragen ...
Wahrscheinlich haben Sie mir längst eine Mail geschickt und ich weiß ein bisschen mehr über Sie. Auf jeden Fall hoffe ich, dass Sie gut drauf sind und sich auf neue Informationen freuen.
Voilà: Hier sind Sie!

### Boten der Emotionen

Manchmal ist es so ...

- dass uns jemand mit seinen Blicken mustert und ... es kommen unangenehme Emotionen hoch,
- dass jemand etwas sagt, das wir „in den falschen Hals bekommen" und ... es kommen unangenehme Emotionen hoch,
- dass uns jemand ignoriert, belehrt, sich über uns beschwert ... und es kommen unangenehme Emotionen hoch,
- dass wir jemanden sehen, der so ist, wie wir es gerne wären oder der uns provokativ die Figur, die wir gerne hätten, vor Augen führt ... und es kommen unangenehme Emotionen hoch.

Es geht jetzt nicht darum, sich alles gefallen zu lassen und alles als gegeben hinzunehmen. Aber ... die Person, die dafür sorgt, dass etwas Unangenehmes in uns hochsteigt, ist nichts weiter als die ***Botin*** für diese Emotionen!

## Alles alt

Ängstlich sein, sich verloren, verzweifelt oder alleine gelassen fühlen ... all das entsteht, bis wir sieben Jahre alt sind. Danach ist die Entwicklung unserer Emotionen weitestgehend abgeschlossen. Das, was wir danach fühlen, ist eine Wiederholung der Emotionen von damals.
Wenn also durch die Blicke, Gesten, Worte oder das Verhalten eines anderen Menschen (oder Inhalte einer Fernsehsendung, eines Buches, eines Artikels) unangenehme Gefühle in uns geweckt werden, dann hat das nichts mit dieser Person (oder dem Medium) zu tun, sondern einzig und alleine mit uns selbst. Es ist auch keine gegenwärtige Emotion, es ist die Erinnerung an die Emotion von damals.
Überrascht?
Oder haben Sie davon schon gehört?

## Gefühlsstürme

Wie reagieren Sie, sobald unbehagliche Gefühle auf Sie einstürmen?
Gehen Sie in Abwehr?
Wollen Sie dieses „seltsame Ding“ in Ihrem Inneren nicht fühlen, es wegdrücken, loshaben, aus Ihrem Leben ausgrenzen?
Essen Sie, um diese Gefühle zu regulieren?
Auch wenn Sie sich noch so viel Mühe geben: Ihre Emotionen werden sich nicht in Luft auflösen!
Es sind alte Gefühle, die Sie vielleicht schon seit Jahren oder Jahrzehnten plagen, weil sie nie integriert wurden und sich stattdessen in Ihrem Unterbewusstsein eingekuschelt haben, um bei passender Gelegenheit hervorzutreten und sich zu zeigen.

## Ungeliebte Emotionen

Wie Sie mit ungeliebten Emotionen umgehen können, haben Sie bereits in den ersten Tagen gelesen: wahrnehmen, annehmen, atmen, nicht bewerten, sondern neutral beobachten, einfach nur zur Kenntnis nehmen und atmen, bis sie davon gezogen sind.
***Das ist das Wirkungsvollste, das Sie tun können***, um Ihre Gefühle zu integrieren. Denn dieses brodelnde Etwas in Ihrem Innern will ***gesehen*** und ***gefühlt*** werden.
Die Emotionen werden immer und immer wieder nach oben drängen, bis Sie sie endlich zur Kenntnis nehmen.
Sobald Sie beachtet und akzeptiert werden, wird in Ihrem Inneren Ruhe eintreten.
Doch dafür können Sie noch ein wenig mehr tun.

*Ein Kind kann mit den meisten Situationen des Erwachsenenlebens nicht fertig werden. Es ist überfordert. Und genau das ist der Grund, warum wir uns oft überfordert fühlen. Wir verlieren unser Bewusstsein. Wir verwechseln uns mit dem inneren Kind. Wir vergessen, dass wir erwachsen sind.*
Safi Nidiaye, Expertin für emotionale Bewusstheit

## Ihre Aufgabe für Tag 11: Ihr inneres Kind stärken

Wenn Emotionen hochkommen: Trauen Sie sich, diese zu fühlen. Und wenn sie sich auch noch so atemraubend, widerlich, ekelhaft anfühlen: Sie werden es überleben! *Das verspreche ich Ihnen.* Atmen Sie ... Bleiben Sie so entspannt, wie es Ihnen möglich ist. Denn: Die Emotionen können Ihnen nur so viel „antun“, wie **SIE** es erlauben!

## So können Sie Ihr inneres Kind stärken

Machen Sie sich bewusst, dass Sie jetzt eine erwachsene Person sind.
Die Emotionen, die gerade in Ihnen toben, entstammen Ihrer Kindheit.
Die Emotionen haben nicht mehr die Macht über Sie, wie Sie es damals als kleines Kind empfunden haben.
Stellen Sie sich das kleine Kind, das Sie einmal waren, und das noch immer in Ihrem Inneren weiterlebt, vor.
Vergehen Sie nicht vor Mitleid mit dem Kind. Aber haben Sie Mitgefühl.
Dieses Kind hat damals diese Emotionen erlebt (und überlebt!).
Nehmen Sie es in Ihrer Vorstellung auf den Arm.
Wenn Ihnen das zu viel ist - nehmen Sie es an die Hand.
Versuchen Sie ***nicht***, ihm die schlimmen Emotionen auszureden. Versuchen Sie ***nicht***, die gemachten Erfahrungen zu verändern.
Aber: Gehen Sie gemeinsam mit Ihrem Kind durch die Emotionen durch.
Weinen Sie, wenn Tränen kommen. Das sind die nicht vergossenen Tränen Ihres inneren Kindes.
Sagen Sie Ihrem inneren Kind: **„Ich bin bei dir und ich stehe das mit dir zusammen durch.“**
Dadurch erkennen Sie absolut an, was Sie als Kind gefühlt haben. Sie zeigen Ihrem inneren Kind, dass Sie wahrgenommen und verstanden haben, was es damals gefühlt hat.

## Frieden für immer

Möglicherweise macht es Ihnen ein seltsames Gefühl, in Kontakt mit Ihrem inneren Kind zu gehen. Falls es so ist, trauen Sie sich bitte immer wieder so weit ran, wie Sie es verkraften.
Im Laufe der Zeit werden Sie sich daran gewöhnen, dass es diesen Teil in Ihrem Innern, der sich danach sehnt, endlich „erlöst“ zu werden, gibt.

Es kann sein, dass Sie plötzlich anfangen müssen, zu weinen, ohne dass Sie einen offensichtlichen Grund dafür haben. Auch das ist Ihr inneres Kind, das sich da meldet. Bitte nehmen Sie es in Ihrer Vorstellung auf den Arm, während Sie weinen.
Vielleicht hilft es Ihnen, wenn Sie sich ein Kuscheltier kaufen, dem Sie die Rolle Ihres inneren Kindes zuweisen.
Lassen Sie zu, was in Ihnen hochkommt.
Denn: ***Sobald Ihr inneres Kind in Frieden ist, werden auch Sie in Frieden sein!***

**Zusammenfassung Tag 1 bis 11**

Achtsamkeit üben
Bewusstsein trainieren
Emotionale Stressreduzierung, so oft, wie nötig
Nein sagen üben
Emotionen mit Suchtfaktor aufspüren und bearbeiten
Negatives raus aus Ihrem Kopf
Positives rein in Ihren Kopf
Dankbarkeit ausdrücken
Dem Leben sagen, wie gut es zu Ihnen ist!
Ein Bändchen tragen
Psychologische Umkehr beseitigen
Negative Gedanken ausbremsen und umformulieren
Das Unerwartete erwarten
Das innere Kind beachten

# Tag 12: Wie wäre es, wenn ...?

Liebe Leserin, lieber Leser, manche Dinge im Leben sind so einfach und doch ein wenig schwer. Denken Sie das manchmal auch? Zum Beispiel, wenn Sie vor dem Spiegel stehen, sich betrachten und unzufrieden sind, weil sich noch lange nicht so viel getan hat, wie Sie es gerne hätten?
Da hilft nur eins: dranbleiben und durchhalten! Dann wird sich das, was Sie wollen, einstellen. Manchmal geht es schnell, manchmal dauert es länger. Das wissen Sie längst.
Wenn Sie die Inhalte der vorhergehenden Tage in Ihr Leben integriert haben, sind Sie schon an einer ganz anderen Stelle als da, wo Sie begonnen haben. Ich verspreche Ihnen: Sobald Sie wirklich dranbleiben, werden Sie allen Grund haben, sich selbst auf die Schulter zu klopfen!

## Frischen Wind fürs Oberstübchen

Was halten Sie davon, eine weitere Methode kennenzulernen, mit der Sie Ihre eingefahrenen Denk-, Gefühls- und Verhaltensmuster verändern können? Wenn Sie Lust darauf haben, verrate ich Ihnen eine Möglichkeit, die lächerlich einfach anzuwenden ist. Sie können diese „Technik“ jederzeit und an jedem Ort durchführen, weil sie absolut ohne jeglichen Aufwand zu betreiben ist.

## Wie wäre es, wenn ...?

Wie wäre es, wenn ich meine Ziele auf Anhieb erreichen würde?
Wie würde es sich anfühlen, schlank zu sein?
Was wäre, wenn ich die Figur eines Modells hätte?

Wenn Sie sich solche Fragen stellen, ohne eine Antwort zu suchen, passiert etwas sehr Interessantes in Ihrem Gehirn.

## Die Schaltzentrale in Ihrem Kopf

Sobald Sie eine offene Frage stellen, bringen Sie Bewegung in Ihr Oberstübchen. Sagen wir mal, Sie fragen sich, wie es wäre, einen flachen Bauch zu haben.
Sofort, nachdem Sie diese Frage gestellt haben, macht sich der Frontallappen im gesamten Gehirn auf die Suche nach einer Antwort. Er durchforstet alle Bereiche nach Informationen darüber, wie es wäre, schlank zu sein: Bücher, die Sie gelesen haben, Dinge, die Ihnen von Ihren Freundinnen erzählt wurden, das, was Sie im Fernsehen gesehen oder in Abnehm-Gruppen gehört haben, Ihre eigenen Erfahrungen mit dem Thema. Einfach alles, was in Ihrem Gehirn dazu gespeichert ist.
Aus diesen Informationen kombiniert der Frontallappen verschiedene neuronale Netzwerke auf eine ganz neue Art und Weise miteinander.
Je mehr Informationen in Ihrem Gehirn vorhanden sind (weil Sie sich schon ausgiebig mit dem Thema, was Sie für einen flachen Bauch tun könnten, beschäftigt haben), desto mehr neue synaptische Verbindungen entstehen. Ihr Gehirn verfügt dann über eine große Auswahl an Möglichkeiten, sich frisch zu sortieren.
Wenn das passiert, wird Ihr übliches Muster, mit dem Sie dem Thema begegnen, durchbrochen.
Der Weg ist dann frei für Veränderung im Denken, Fühlen und Handeln.
Wenn Sie sich von Ihren eingefahrenen Annahmen über sich selbst befreien, kann eine neue Persönlichkeit und dadurch eine verbesserte Realität entstehen.

## Offene Fragen sind das Tor zur Veränderung

Es geht ganz leicht:
1. Stellen Sie eine offene Frage.
2. Suchen Sie ***nicht*** nach einer Antwort.
3. Fertig.

Das ist tatsächlich alles! Ist das nicht ganz fantastisch?

## Ihre Aufgabe für Tag 12:
## Offene Fragen stellen

Stellen Sie ab sofort immer wieder Fragen. Weiter unten finden Sie einige Beispiele. Doch bitte stellen Sie nicht alle auf einmal, sondern suchen Sie sich der Reihe nach Ihre Favoriten aus.
Sie könne sich natürlich auch eigene Sätze überlegen. Diese müssen nur offen sein und **Sie dürfen auf keinen Fall nach einer Antwort zu suchen**, denn sonst bewegen Sie sich auf denselben Spuren wie immer!
Die Suche nach der Antwort ist einzig und alleine Job Ihres Frontallappens.
Einfach ***nur*** eine dieser Fragen in den Raum stellen:

- Was müsste anders sein, damit ich meine Wunschfigur bekomme?
- Was müsste passieren, dass ich so viel abnehme, wie ich will?
- Wie wäre es, wenn ich mein Essverhalten ändern könnte?
- Wie würde es sich anfühlen, wenn mein Leben erfüllt wäre?
- Wie wäre es, wenn sich meine Probleme auflösen würden?
- Was müsste anders sein, damit ich ein entspanntes Leben haben kann?
- Wie wäre es, wenn eine Fee über Nacht alles Belastende verschwinden ließe?
- Wie würde es sich anfühlen, wenn ich mich ganz und gar lieben könnte?

- Wie würde es sich anfühlen, wenn ich alles hätte, was ich brauche?
- Wie wäre es, wenn ich selbstbewusst und siegessicher auf meine Ziele zugehen würde?
- Wie würde ich mich fühlen, wenn alles nach meinem Plan liefe?
- Wie wäre es, wenn sich alles, was ich heute gedacht habe, positiv auf mich auswirken würde?
- Wie wäre es, wenn sich alles, was ich heute gefühlt habe, positiv auf mich auswirken würde?
- Wie wäre es, wenn sich alles, was ich heute erlebt habe, positiv auf mich auswirken würde?
- Wie wäre es, wenn mich alles, was ich esse, schlank machen würde?

Bitte denken Sie daran, dass es sehr von Vorteil ist, wenn Sie zu Ihren Fragen bereits viele Informationen gesammelt haben, damit der Frontallappen auch viel finden kann.

***Und jetzt legen Sie los, werden Sie zu der Person, die Sie schon immer sein wollten, und machen Sie sich Ihr Leben schön!!!***

**Zusammenfassung Tag 1 bis 12**

Achtsamkeit üben
Bewusstsein trainieren
Emotionale Stressreduzierung, so oft, wie nötig
Nein sagen üben
Emotionen mit Suchtfaktor aufspüren und bearbeiten
Negatives raus aus Ihrem Kopf
Positives rein in Ihren Kopf
Dankbarkeit ausdrücken
Dem Leben sagen, wie gut es zu Ihnen ist!
Ein Bändchen tragen
Psychologische Umkehr beseitigen
Negative Gedanken ausbremsen und umformulieren
Das Unerwartete erwarten
Das innere Kind beachten
Offene Fragen stellen

# Tag 13: Ich erlaube mir ...

Liebe Leserin, lieber Leser, geht Ihnen mit den täglich wachsenden Aufgaben schon die Puste aus? Fluchen Sie, dass Sie sich auf dieses Coaching eingelassen haben?
Oder sind Sie begierig darauf, mehr zu wissen und umzusetzen, weil sich erste Erfolge zeigen?
Vielleicht betrachten Sie sich selbst, Ihre Mitmenschen und das Leben an sich bereits mit anderen Augen? Sie haben ja in den letzten Tagen einiges erfahren, Ihnen ist viel bewusst geworden, Sie haben Stress abgebaut und beginnen, gewohnte Muster in Frage zu stellen oder sogar schon zu durchbrechen.

**Heute machen wir ...**

... mal wieder etwas langsamer. Ich hoffe, das ist Ihnen recht. Aber langweilig soll es Ihnen trotzdem nicht werden!

**Wünsche und Ziele**

Ich bin mir ganz sicher, dass Sie das kennen, dass Sie sich etwas wünschen, dass Sie ein klares Ziel bezüglich Ihrer Wünsche entwickeln, dass Sie einiges dafür tun, es auch zu erreichen und – obwohl Sie vordergründig alles richtig gemacht haben – Sie trotzdem nicht ankommen. Selbst wenn Sie sich noch so anstrengen ... Es klappt einfach nicht!

**Erlauben Sie sich ...**

Gründe für dieses Misslingen kann es viele geben. Zum Beispiel könnte es sein, dass sich auf Ihrem Weg zum Ziel Zweifel anschleichen. Sie fragen sich: „Ist es

wirklich das, was ich will? Wenn es das Richtige wäre, müsste es doch leichter gehen!"
Es kann auch sein, dass Menschen aus Ihrem beruflichen oder privaten Umfeld nicht wollen, dass Sie das Ziel erreichen, weil sie missgünstig sind, es Ihnen nicht zutrauen, sie selbst es nicht für erstrebenswert halten oder nicht wollen, dass Sie sich so verausgaben. Viele Menschen halten ja lieber an etwas Negativem fest, weil es sich so vertraut anfühlt, oder projizieren ihre eigenen Ängste auf andere.
Es kann auch sein, dass Sie sich etwas zu sehr wünschen und es deshalb nicht klappt (darauf kommen wir später noch zu sprechen).
Aber vielleicht ***erlauben*** Sie es sich erst gar nicht, jemals ans Ziel zu gelangen?

### ... das zu bekommen, was Sie wollen?

***Erlauben*** Sie sich, die Ziele zu erreichen, die Sie erreichen wollen? Oder stehen Sie sich – womit auch immer – selbst im Weg?
Manchmal ist es uns gar nicht bewusst, wie sehr wir an der derzeitigen Realität festhalten.
Können Sie sich gut auf Neues einlassen? Haben Sie sich überhaupt schon einmal Gedanken darüber gemacht, ob Sie das Neue auch tatsächlich, so ganz tief aus Ihrem Inneren heraus, wollen?

### Positive Fütterung

Wenn Sie daran denken, dass etwas Neues auf Sie zukommt ... Welche Emotion steigt in Ihnen hoch?
Nehmen wir mal an, es wäre eine Mischung aus Angst und Vorfreude ...
Was überwiegt?
Dass Sie beides gleich stark spüren, geht nicht. Eins wird immer überwiegen – und zwar das, was Sie *mehr* füttern!

## Das Richtige füttern

Das Richtige zu füttern bedeutet, dass Sie sich das, was Sie wollen, so oft wie möglich vorstellen. Sehen Sie, wie Sie am Ziel angelangt sind, schmücken Sie Ihre Vorstellung so aus, wie Sie es gerne hätten. In Ihrer Fantasie sind Sie die Chefin und können alles nach Plan gestalten.
Aber das ist nicht alles: Gratulieren Sie sich dazu, dass Sie es erreicht haben. Hören Sie in Ihrer Vorstellung, wie andere Sie dazu beglückwünschen.
Und jetzt kommt das Wichtigste: Spüren Sie die ***gewünschte*** **Emotion immer wieder und so intensiv wie nur möglich**.
Sobald Sie sich eindeutig für die positive Emotion entschieden haben und diese richtig tief in sich fühlen können, sollten Sie das Gefühl so lange wie möglich halten.
Dadurch positionieren Sie es fest in Ihrem Inneren.

***Sich positive Glaubenssätze vorzusagen, ist eine gute Möglichkeit, Ziele zu erreichen. Sobald Sie aber gefühlt haben, wie es sein wird, am Ziel anzukommen, kann es sich so richtig realisieren.***

## Ihr Ziel – ganz klar?

Da das Thema dieses Ratgebers – wollen wir das mal nicht aus den Augen verlieren – Abnehmen ist, frage ich Sie jetzt ganz direkt: Wie stehen Sie eigentlich zu Ihrem Ziel? Ist Ihr Ziel etwas, von dem Sie *wirklich* glauben, es erreichen zu können?
Nehmen wir mal an, Sie wollen soundso viele Kilo loswerden. Gut und schön. Aber was genau hält Sie denn davon ab, Ihr Ziel zu erreichen?
Da gibt es natürlich äußere Dinge wie: keine Zeit zu haben, sich das Richtige zu kochen; den Verlockungen gewisser Nahrungsmittel nicht widerstehen zu können; zu viel Stress zu haben; die Unmöglichkeit, für den Partner und die Kinder zu kochen, ohne selbst zugreifen zu dürfen ...

Oder gibt es da noch etwas ganz anderes, das Sie dort festhält, wo Sie gerade sind?

**Das Ziel fühlen**

Denken Sie bitte mal an Ihr Ziel ...
Und dann:
Wie fühlen Sie sich dabei?
Sagt Ihr Herz „Ja"?
Brennen Sie dafür?
Würden Sie alles tun, um es zu erreichen?
Fühlen Sie bitte eine Weile in sich hinein.

**Ihre Aufgabe für Tag 13:**
**Erlaubnis erteilen**

Halten Sie Ihre Stirn und Ihren Hinterkopf, atmen Sie ein paar Mal ein und aus, lassen Sie die Gedankenflut in Ihrem Kopf zur Ruhe kommen und dann ... fühlen Sie tief in sich hinein.
Haben Sie sich wirklich zu 100 % auf das Erreichen Ihres Zieles programmiert?
Gehen Sie ruhig noch ein wenig tiefer ...
Sobald Emotionen kommen, die Ihnen unangenehm sind ... weiteratmen, die Emotionen betrachten ... weiteratmen, die Emotionen *nicht* bewerten ... direkt in die Emotion hineinatmen und erlauben, dass sie weiterziehen kann.
Vielleicht kommen alte Gebote und Verbote aus der frühen Kindheit, der Schulzeit, der Zeit, in der Sie Teenager waren oder aus der Zeit Ihres Erwachsenwerdens hoch ...
Betrachten Sie auch das einfach nur und atmen Sie weiter. Nehmen Sie die Emotionen und die Erinnerungen lediglich zur Kenntnis.
Und atmen Sie, gehen Sie noch ein wenig tiefer ...
Erlauben Sie Ihrem Unterbewusstsein, Ihnen Antworten auf Ihre Fragen zu liefern.
Fragen Sie sich zum Beispiel: „Was trennt mich von meinem Ziel, was hält mich davon ab, es zu erreichen?"

Spüren Sie in sich hinein, lauschen Sie der Antwort, sehen Sie Bilder auftauchen. Erlauben Sie, dass kommen darf, was kommen will (Sie werden damit umgehen können!) und halten Sie dabei weiterhin Stirn und Hinterkopf.
Fragen Sie auch: „Was stärkt mich darin, mein Ziel zu erreichen?
Wer oder was kann mir dabei helfen?"
Atmen Sie noch immer tief in Ihren Bauch hinein.
Sammeln Sie alle Informationen, die Ihnen begegnen, und begegnen Sie diesen Informationen, indem Sie dankbar dafür sind, dass sie als Botschaften aus Ihrem Unterbewusstsein auftauchen.
Atmen Sie ...
Machen Sie das so lange, bis keine neuen Botschaften mehr kommen.
Und dann ... stellen Sie sich intensiv vor, was Sie erreichen wollen und **fühlen Sie es**!
Und dann ... erlauben Sie und lassen Sie los.
Erlauben Sie, dass das in Ihr Leben kommt, was Sie sich vorgenommen haben.
Atmen Sie ...
Und vertrauen Sie darauf, dass das, was passieren soll, auch passieren darf und passieren wird.

**Noch einmal in Kürze**

Stirn und Hinterkopf halten,
Gedankenflut zur Ruhe kommen lassen,
in sich hinein fühlen,
ein wenig tiefer gehen.
Kommen unangenehme Emotionen?
Weiter atmen, Emotionen betrachten,
*nicht* bewerten, hineinatmen, weiter ziehen lassen.
Hochkommen lassen, was hochkommen will,
betrachten und weiter atmen.
Nur zur Kenntnis nehmen,
atmen und noch ein wenig tiefer gehen.
Das Unterbewusstsein darf Antworten liefern.
In sich hineinspüren, der Antwort lauschen, Bilder sehen.

„Was stärkt mich darin, mein Ziel zu erreichen?“
Informationen sammeln,
dankbar dafür sein,
sich vorstellen, was Sie erreichen wollen,
fühlen ...
erlauben, dass es kommen darf und
loslassen, vertrauen ...

**Ganz klar**

Nachdem Sie zu dem Ergebnis gekommen sind, dass Ihr Ziel genau richtig für Sie ist, bekräftigen Sie das immer wieder mit einem lauten „JA!“ und ERLAUBEN Sie, dass es zu Ihnen kommen darf.
Erlauben heißt, das, was Sie sich wünschen, fließen zu lassen, Ihrem Ziel die Tür zu öffnen, es herzlich willkommen zu heißen und einzulassen.
Sobald Sie etwas erlauben, senken Sie den (unbewussten) Widerstand dagegen.

***Wunder passieren dann, wenn Sie diese ABSOLUT, also mit allem, was Sie ausmacht, erlauben und willkommen heißen.***

**Verliebtheitsgefühle**

Eine schöne Möglichkeit, Ihr Ziel zu erreichen: Verlieben Sie sich! Nein, nicht in einen Mann (oder eine Frau), sondern in Ihr Ziel. Aber bitte nicht in einer verzehrenden, sehnsuchtsvollen Art, die bereits aussagt, dass Sie befürchten, das Ziel niemals erreichen zu können.
**Verlieben Sie sich auf eine leichte, heitere, gelassene Art.** Tun Sie das in der Gewissheit, dass es passieren wird. Und *erlauben* Sie, dass es bald eintritt.

**Zusammenfassung Tag 1 bis 13**

Achtsamkeit üben
Bewusstsein trainieren
Emotionale Stressreduzierung, so oft, wie nötig
Nein sagen üben
Emotionen mit Suchtfaktor aufspüren und bearbeiten
Negatives raus aus Ihrem Kopf
Positives rein in Ihren Kopf
Dankbarkeit ausdrücken
Dem Leben sagen, wie gut es zu Ihnen ist!
Ein Bändchen tragen
Psychologische Umkehr beseitigen
Negative Gedanken ausbremsen und umformulieren
Das Unerwartete erwarten
Das innere Kind beachten
Offene Fragen stellen
Erlauben Sie

## Tag 14: Welche Realität darf es sein?

Liebe Leserin, lieber Leser, wie geht es Ihnen mit den Übungen, die Sie in den letzten Tagen kennengelernt haben?
Vielleicht haben Sie mir ja längst eine Mail geschrieben und mir Ihr Leid geklagt *oder* von Ihren Erfolgen berichtet!?
Das kann ich jetzt beim Schreiben natürlich nicht wissen. Aber ich hoffe, dass ich mit meinen Vorschlägen etwas in Ihnen bewegen konnte und damit meine ich nicht nur, dass der Zeiger der Waage nach unten gerutscht ist.
Im Übrigen würde ich Ihnen raten, lieber das Maßband zu nehmen, damit Sie nicht frustriert sind, wenn der Zeiger wie festgenagelt stehen bleibt oder sich sogar nach oben bewegt, weil Sie gerade ein wenig Wasser einlagern, die Waage nicht so ganz zuverlässig ist oder Sie (schwerere) Muskeln aufbauen, weil Sie Sport machen. Sie können natürlich auch eine Testhose nehmen. Es macht Spaß, wenn man plötzlich eine Hand hineinstecken kann oder auch zwei, weil sie zu weit geworden ist. Wäre das nicht schön?

### Wie wäre es?

Wie wäre es, wenn Sie Ihr Schicksal selbst in der Hand hätten? Wie wäre es, wenn Sie selbst unmöglich Erscheinendes erreichen könnten?
Wie wäre es, wenn Sie wählen könnten, wie Ihre Zukunft aussehen soll?
Ohne Wenn und Aber?
Diese Art von Fragen haben Sie schon kennen gelernt. Heute geht es tiefer ...

## Alles so anstrengend?

Je nachdem, wie lange Sie das Thema Abnehmen schon beschäftigt, kennen Sie vielleicht das Gefühl, alleine auf einem Floß zu sitzen ... mitten im Ozean, hilflos dahin treibend und  Essgelüsten, Diätbrüchen oder irgendwelchen Zwängen, die Sie sich selbst auferlegt haben, ausgeliefert.
Wenn dann vielleicht noch Faktoren wie ein stressiger Partner, ein fordernder Chef, anstrengende Kinder und Krisensituationen wie Verlust der Arbeit oder eine Krankheit, die Sie nicht in den Griff kriegen, dazu kommen ... könnte es sein, dass Sie der Meinung sind, es läge außerhalb Ihrer Macht, Dinge zu ändern. (Oder sind Sie inzwischen schon einen Schritt weiter? Vielleicht haben Sie ja in den letzten Tagen schon ein kleines Wunder erlebt, das Ihnen gezeigt hat, dass Sie sehr wohl etwas tun können!?)
Falls (noch) nicht, glauben Sie vielleicht, Sie hätten keine andere Wahl, als solche Situationen auszuhalten, durchzustehen und sich hin und wieder mit einer Leckerei, einem Gläschen Wein oder ähnlichen „Sünden“ zu trösten, um Ihr anstrengendes Leben zu überstehen?
Dann befinden Sie sich in großer Gesellschaft.
Leider.
Denn es geht auch anders.

## Wenn ‚sich anstrengen’ nicht hilft

Sich nur ein bisschen mehr anstrengen, mehr hinklotzen, sich bemühen oder beim Universum bestellen, dann würden sich Ihre Wünsche und Ziele schon noch erfüllen?
Kennen Sie die Hoffnung, dass genau das passiert? Wahrscheinlich hat so bei Ihnen hin und wieder geklappt!? Vielleicht haben Sie aber auch schon oft auf einen Menschen in Ihrem Umfeld geschaut und sich gefragt, wieso ihm alles so leicht gelingt, während Sie sich so unendlich anstrengen müssen?

Der russische Wissenschaftler Vadim Zeland hat dafür eine Erklärung. Er bezeichnet das, was geschieht, wenn wir uns anstrengen und Mühe geben, etwas zu erreichen, es aber nicht klappt, als Überschusspotenzial und Nivellierungskräfte.

**Wenn du in Eile bist, mach einen Umweg**

Solche Situationen kennt doch jeder: Wir haben schon seit Wochen an einem Projekt gearbeitet, haben uns die Nächte um die Ohren geschlagen, haben alles gegeben, darum gekämpft, ein perfektes Ergebnis zu erzielen, denn es ist unser sehnlichster Wunsch und ungeheuer wichtig, dass der Auftrag klappt. Wir müssen nur noch eine unruhige Nacht hinter uns bringen und dann ... verschlafen wir morgens, obwohl wir uns zwei Wecker gestellt haben, werden von roten Ampeln ausgebremst, wird uns der letzte Parkplatz vor der Nase weggeschnappt, schüttet uns ein schusseliger Mensch auch noch Kaffee über Bluse oder Hemd und am Ende sind wir so daneben, dass alles schief geht!
Was ist denn da, um Himmelswillen, bloß passiert?

**Wenn wir zu sehr wollen**

Je mehr wir etwas wollen, je mehr wir uns bemühen, je mehr wir uns gedanklich mit etwas beschäftigen, desto mehr Bedeutung bekommt eine Sache. Durch unsere übermäßige Fokussierung darauf kann es geschehen, dass wir sie als überlebenswichtig erachten, obwohl es sich – bei neutraler Betrachtung – nur um einen einzigen (manchmal sogar unbedeutenden) Aspekt unseres Lebens handelt.
So kann es passieren, dass wir unser ganzes Glück davon abhängig machen, ob wir einen bestimmten Job bekommen, eine Prüfung bestehen, einen Menschen erobern, in den wir uns verliebt haben oder eben unser Gewicht nach unten regulieren.

Durch das krampfhafte Wollen und die Wichtigkeit, die wir der Sache dadurch gegeben haben, kommen wir ganz schön aus der Balance.

**Warum Überschuss nicht funktionieren kann**

Alles in der Natur strebt nach Gleichgewicht. Luftdruck wird durch den Wind ausgeglichen, Schwüle durch ein befreiendes Gewitter. Sobald es zu viel von „dem einen“ gibt, entsteht ein Überschusspotenzial und Nivellierungskräfte aktivieren „das andere“, um den Überschuss abzuziehen. Auf den Tag folgt die Nacht und auf Ebbe die Flut.
Dieser Drang nach Ausgleich ist ein Naturgesetz, das genauso funktioniert, wie die Erdanziehung. Es ist einfach da.
Das Streben nach Balance kann sowohl durch Handlungen als auch durch Gedanken in Gang gesetzt werden. In dem Moment, in dem wir einer Sache gedanklich zu viel Bedeutung geben, sie zu wichtig nehmen, glauben, ohne sie nicht leben zu können, wird automatisch ein Ausgleich geschaffen. Dann passiert Folgendes: Wenn wir zu sehr in Eile sind, werden wir von einem langsamen Vordermann ausgebremst, wenn wir einen perfekten Eindruck hinterlassen wollen, bekleckern wir uns mit Soße, wenn wir glauben, nur dieses oder jenes würde unser Glück vollkommen machen, werden wir ewig auf der Suche danach bleiben.

**Ihre Aufgabe für Tag 14:**
**Üben Sie sich in Gelassenheit**

Ja, es klingt so einfach und ist doch manchmal so schwer (aber nicht unmöglich!):
**Gehen Sie gelassen an Dinge heran!**
Es nützt ja nichts, wenn Sie hektisch, ungeduldig, genervt agieren. Sie haben sicher schon erlebt, dass Sie das nicht weiterbringt, sondern eher das Gegenteil bewirken kann.

**Nehmen Sie Ihre Probleme, aber auch Ihre Ziele nicht mehr so wichtig!**

**Probleme** kommen und gehen. Manche kriegt man schnell gelöst, andere brauchen mehr Aufmerksamkeit und wiederum andere lösen sich von selbst. Je weniger Wichtigkeit Sie ihnen beimessen, desto entspannter können Sie sich davon befreien. Weiter unten finden Sie die „Gehirnintegration“, die Ihnen dabei behilflich sein wird.

Ihre **Ziele** sollen Ihnen natürlich nicht egal sein. Wenn Sie am Ziel ankommen wollen, sollten Sie sich 1. ganz sicher sein, dass es das richtige ist, 2. alles Ihnen Mögliche dafür tun, es zu erreichen und 3. loslassen!

Die Königsdisziplin: Finden Sie sich von vornherein mit dem Misslingen Ihres Zieles ab! Das liest sich zwar widersprüchlich, aber dadurch haben Sie die größte Chance, dass es sich verwirklicht. Wahrscheinlich haben Sie es auch schon erlebt, dass Sie einen Wunsch losgelassen haben und schon hat er sich realisiert.

**Reagieren Sie mit Humor!**

Lachen Sie über die Widrigkeiten des Lebens. Selbst wenn es Ihnen noch so unüberwindlich erscheinende Hindernisse in den Weg stellt. Nehmen Sie diese Stolpersteine lediglich zur Kenntnis, statt sich darüber aufzuregen. Das nimmt ihnen ihre Bedeutung und somit die Wichtigkeit. Wenn Sie lachen, signalisieren Sie Ihrem Gehirn, dass das alles doch gar nicht so schlimm ist und Sie verhindern, dass es zur Gedanken-Gefühls-Schleife kommt, in der Sie dann erst einmal festhängen. Wenn Sie kein Lachen zustande bekommen, stecken Sie sich einen Kugelschreiber zwischen die obere und untere Zahnreihe. Dann müssen sich Ihre Mundwinkel automatisch nach oben ziehen.

***Nicht das Ereignis sorgt für Stress, sondern unsere Reaktion darauf.***

## Tatkräftige Hilfe

Damit es Ihnen leichter fällt, loszulassen, die Wichtigkeit rauszunehmen und Leichtigkeit in Ihre Ziele zu bringen, probieren Sie es bitte mit diesen Übungen, die Sie teilweise schon kennen:

**1. Emotionale Stressreduzierung**

Legen Sie eine Hand auf die Stirn, die andere an den Hinterkopf und atmen Sie tief ein und aus. Betrachten Sie die betreffende Situation aus allen Blickrichtungen. Sehen Sie die Personen, die beteiligt sind, vor sich. Atmen Sie ... lassen Sie Erinnerungen hochkommen. Atmen Sie ... stellen Sie offene Fragen und lassen Sie Antworten hochkommen (falls welche kommen wollen).

Wenn es sich um ein zu erreichendes Ziel handelt, stellen Sie sich 1. vor, was schief gehen könnte, lassen 2. den restlichen Stress aus Ihrem Körper laufen und stellen sich 3. vor, wie Sie das Ziel erreichen. Sie wissen ja: In Ihrer Fantasie ist *alles* erlaubt!

**2. Armband**

Schieben Sie sich ein Armband über Ihr Handgelenk und sorgen Sie dafür, dass es mindestens für 21 Tage auf einer Seite bleibt. Was es damit auf sich hat, haben Sie ja schon an einem der vergangenen Tage gelesen.

Das dazu passende Thema könnte sein: gelassen reagieren oder Dinge nicht mehr so wichtig nehmen. Mal sehen, wie lange es dauert, bis Sie das Muster los sind!

Sie haben ja weiter vorne gelesen, dass Sie Ihre Realität verändern, wenn Sie das konsequent durchführen.

**3. Gehirnintegration**

Wenn Sie unter Stress stehen, weil Sie gerade ein Problem zu lösen haben (oder bezüglich Ihres Zieles überfordert sind), wird es wahrscheinlich passieren, dass eine Gehirnhälfte abschaltet. Dann werden Sie entweder kopflos reagieren, weil Sie nur noch aus Gefühlen bestehen (rechte Gehirnhälfte ist dominant) oder aber Sie werden so rational, dass Ihnen jegliche Kreativität verloren geht (linke Gehirnhälfte ist dominant). Erst wenn beide zusammenarbeiten, können Sie Ihre überschäumenden Gefühle drosseln, Ihren logischen Verstand dazu schalten und kreative Lösungen finden. Denn Sie werden dann die Einzelheit im großen Ganzen wahrnehmen können. So geht die Übung: Setzen Sie sich auf einen Stuhl. Strecken Sie Ihre Arme seitlich aus. Stellen Sie sich vor, dass Sie in Ihrer linken Hand die rechte Gehirnhälfte halten und in der rechten Hand die linke. Bewegen Sie langsam Ihre Arme aufeinander zu und stellen Sie sich dabei vor, dass Sie Ihre Gehirnhälften zusammenführen, um sie miteinander zu verbinden. Falten Sie Ihre Hände und legen Sie diese für ein paar Sekunden in den Schoß.

**Zusammenfassung Tag 1 bis 14**

Achtsamkeit üben
Bewusstsein trainieren
Emotionale Stressreduzierung, so oft, wie nötig
Nein sagen üben
Emotionen mit Suchtfaktor aufspüren und bearbeiten
Negatives raus aus Ihrem Kopf
Positives rein in Ihren Kopf
Dankbarkeit ausdrücken
Dem Leben sagen, wie gut es zu Ihnen ist!
Ein Bändchen tragen
Psychologische Umkehr beseitigen
Negative Gedanken ausbremsen und umformulieren
Das Unerwartete erwarten
Das innere Kind beachten
Offene Fragen stellen
Erlauben Sie
Sich in Gelassenheit üben

# Tag 15: Warum Wünschen nicht hilft

Liebe Leserin, lieber Leser, wie geht es Ihnen heute?
Alles gut? Sind Sie noch mit von der Partie?
Ich würde ja zu gerne mal wissen:
wie viele Tage Sie bisher in sich selbst investiert haben,
ob Sie das Bändchen tragen,
wie es mit Ihrer Bewusstheit steht,
ob Sie ein paar Übungen gemacht haben,
ob Sie sich schon viele Fragen gestellt haben
und so weiter ...
Und jetzt ... schnallen Sie sich bitte an, denn ab heute gibt es Ausflüge in die Welt der Quantenphysik!

*Erklärt man die Quantentheorie entsprechend einer idealistischen Metaphysik, so kommt man letzten Endes zu einer idealistischen Wissenschaft, wo* ***Bewusstsein an erster Stelle steht*** *und Materie zu zweitrangiger Bedeutung verblasst.*
Amit Goswami, Quantenphysiker

## Vom Wünschen

Über Wünsche und Ziele haben wir uns in diesem Ratgeber ja schon mehrfach unterhalten. Aber wissen Sie auch, dass das Wünschen nicht wirklich etwas bringt? Denn Wünsche sind meistens mit starken Sehnsüchten, Ängsten, dass sie nicht wahr werden, übersteigerten Hoffnungen und vor allem großen Zweifeln überfrachtet.
Um mal wieder auf Sabine zurückzukommen ... wenn sie sich etwas wünscht, dann sagt sie das in flehender und jammernder Stimme, so, als gäbe es jemand da draußen, der die Macht hat, die glücklich zu machen - oder auch nicht. Dass Sie selbst es in der Hand hat,

sich die Realität zu erschaffen, die sie will, vergisst sie dabei. Sie gibt lieber die Verantwortung an diese „äußere Macht“ ab.

**Alles klar?**

Es gehört mehr als ein Wunsch dazu, wenn man sich auf den Weg zu einem Ziel macht. Wissenschaftler haben herausgefunden, dass man klare Absichten formulieren muss, um zu bekommen, was man will. Dass unsere Gedanken die materielle Realität beeinflussen, wissen Sie ja bereits. Die Wissenschaftsjournalistin Lynne McTaggart hat über die Kraft der Intention ein ganzes Buch geschrieben. Sie hat die Ergebnisse aus Untersuchungen über einen Zeitraum von mehr als 30 Jahren, die in weltweit angesehenen wissenschaftlichen Institutionen durchgeführt wurden, gesammelt. Diese belegen eindeutig, dass Gedanken alles beeinflussen können und dass sie die erstaunliche Kraft haben, die Welt zu verändern, denn jeder Gedanke ist eine konkrete Energie, die transformieren kann.

**Wenn selbst Küken das können ...**

Der französische Wissenschaftler René Peoch führte ein spannendes Experiment durch: Er setzte einen Roboter zu frisch geschlüpften Küken und ließ die Runden, die der Roboter drehte, von einem Zufallsgenerator steuern. Nachdem die Küken sich an ihre „Mama“ gewöhnt hatten, ließ er sie in einen separaten Käfig sperren.
Bei der Auswertung der Daten gab es eine große Überraschung: Nach der Trennung der Küken vom Roboter bewegte dieser sich 2,5 mal häufiger auf die Küken zu, als vorher! Die verlassenen Küken hatten wahrscheinlich die Intention ausgesendet, näher bei ihrer „Mama“ sein zu wollen.
Wenn selbst zarte Küken so etwas zustande bringen, sollte es dem Menschen doch ganz leicht gelingen, ebenfalls Einfluss auf seine Welt zu nehmen. Oder?

*Zahlreiche Untersuchungen zur Beschaffenheit des Unterbewusstseins, die im Laufe von über 30 Jahren weltweit in angesehenen wissenschaftlichen Instituten durchgeführt wurden, zeigen, dass Gedanken alles beeinflussen können, von den einfachsten Maschinen bis hin zu den komplexesten Lebewesen.*
Lynne McTaggart, Wissenschaftsjournalistin

**Wie Intentionen funktionieren**

Man nehme 1. ein Ziel, mache sich 2. ein klares Bild darüber, wie es sich anfühlen soll, formuliere 3. einen Satz, der den Kernpunkt des Ziels trifft und voilá: Man hat eine Intention!
Genau genommen ist sie nichts anderes als eine gute Zielformulierung, eine klare Absicht.
Jetzt muss man diese Intention nur noch nach draußen schicken, entsprechend handeln und alles ist gut! Wenn das nur immer so leicht wäre ...

**Ungeliebtes Anhängsel**

Sie haben es weiter vorne schon gelesen: Oft hängt an einem Wunsch ein ganzer Rattenschwanz an Befürchtungen, Hoffnungen, Erlebnissen, Dramen etc. dran.
Eine Intention hingegen ist frei von Zweifeln und darin liegt auch der Unterschied zu einem Wunsch.
Doch wie schafft man es, etwas klar zu beabsichtigen, ohne dass sich der Zweifel als ungeliebter Gast hintendran hängt?

**Sagen Sie mal ...**

Wenn Sie mit Ihrem Auto zur Tankstelle fahren ... überlegen Sie dann, ob Sie auch Benzin bekommen? Wenn Sie morgens zum Bäcker gehen ... kam Ihnen da schon jemals die Frage in den Sinn, ob er auch Brötchen hat? Wenn Sie den Supermarkt betreten ...

haben Sie dann Angst, dass es keine Äpfel, Tomaten, kein Mehl, keine Eier oder Nudeln gibt?
Nein, weder an der Tankstelle, noch beim Bäcker oder im Supermarkt, wünschen Sie sich sehnlichst, dass Sie Benzin, Brötchen oder Äpfel bekommen. Sie fragen sich auch nicht in banger Hoffnung: „Werde ich bekommen, was ich brauche? Ich wünsche es mir doch *so* sehr!“
Haben Sie gerade gelacht? Das würde mich nicht wundern. Denn die Vorstellung, dass sie auf dem Weg zum Italiener den Himmel anflehen, Ihnen heute aber bitte, bitte Ihre Lieblingspizza zu geben, ist wirklich lustig.
Aber ... mal ganz ehrlich: Haben Sie sich – wenn es sich um „größere“ Dinge handelt –, nicht auch schon einmal so verhalten?
Wenn es also um „kleine“ Dinge wie Benzin oder Kartoffeln handelt, fahren wir los, tanken und kaufen ein mit einer Sicherheit und Selbstverständlichkeit, die wir bei unseren Ziele vermissen lassen.

**Ihre Aufgabe für Tag 15:**
**Wichtigkeit adieu!**

Genauso selbstverständlich, wie Sie mit „kleinen Dingen“ umgehen – Sie denken nicht einmal darüber nach, ob Sie die bekommen, weil Sie ja ***wissen***, dass es so sein wird – nehmen Sie auch die „größeren Dinge“ in Angriff.
So gelingt es Ihnen leichter:

- Stellen Sie sich vor, dass Sie Äpfel kaufen gehen und wie leicht es ist, diese Äpfel zu bekommen.
- Was für ein Gefühl haben Sie, wenn Sie sich vorstellen, wie leicht Sie Äpfel haben können?
- Bleiben Sie in diesem Gefühl und stellen Sie sich jetzt vor, wie Sie Gewicht verlieren, die perfekte Hose finden, Ihren Traumjob bekommen (oder was Sie eben sonst so wollen).
- Schicken Sie Ihre klar formulierte Intention nach draußen und bleiben Sie in dem Gefühl, das Sie

haben, wenn Sie etwas ganz leicht bekommen können.

Wie geht es Ihnen jetzt? Konnten Sie das Gefühl halten? Falls ja: prima! Falls nein: beim nächsten Versuch wird es klappen!

Egal, ob Sie das Gefühl halten konnten oder nicht, diese Übung sollten Sie jetzt gleich mindestens dreimal wiederholen.

Also:

**zuerst** sich vorstellen, wie Sie sich etwas besorgen, das Sie ganz leicht haben können,

**dann** das Gefühl spüren und

**zuletzt** sich vorstellen, wie Sie etwas bekommen, das Sie gerne haben wollen.

Danach das Ganze noch zweimal oder auch öfter wiederholen. Entscheiden Sie das nach Ihrem Gefühl.

Wenn Sie die verschiedenen Sequenzen ganz schnell wiederholen, wird das Gefühl von dem, was Sie leicht haben können, mit der Vorstellung, was Sie gerne hätten, verschmelzen!

## Am besten täglich

Sie haben es auf den vergangenen Seiten schon gelesen: Je mehr Sie sich gedanklich und gefühlsmäßig mit einem Thema beschäftigen, desto stärkere Verknüpfungen entstehen in Ihrem Gehirn.

Das führt zu Handlungen und Gewohnheiten.

Nutzen Sie das für Ihre positiven Ziele!

Machen Sie die gerade beschriebene Übung so oft es geht, um das Positive fest in Ihrem Inneren zu verankern.

Aber wundern Sie sich nicht, wenn Sie sich Ihre Erwartungen viel schneller realisieren, als Sie es jemals für möglich gehalten haben!

**Zusammenfassung Tag 1 bis 15**

Achtsamkeit üben
Bewusstsein trainieren
Emotionale Stressreduzierung, so oft, wie nötig
Nein sagen üben
Emotionen mit Suchtfaktor aufspüren und bearbeiten
Negatives raus aus Ihrem Kopf
Positives rein in Ihren Kopf
Dankbarkeit ausdrücken
Dem Leben sagen, wie gut es zu Ihnen ist!
Ein Bändchen tragen
Psychologische Umkehr beseitigen
Negative Gedanken ausbremsen und umformulieren
Das Unerwartete erwarten
Das innere Kind beachten
Offene Fragen stellen
Erlauben Sie
Sich in Gelassenheit üben
Wichtigkeit loslassen

# Tag 16: Die Welt der Varianten

Liebe Leserin, lieber Leser, haben Sie sich schon einmal gefragt, wie Ihr Leben verlaufen wäre, wenn Sie zu einem bestimmten Zeitpunkt eine andere Entscheidung getroffen hätten? Wenn Sie zum Beispiel nicht Job 1, sondern Job 2 angenommen, statt ein Haus zu bauen eine Wohnung gekauft oder es mit Ihrem Partner noch einmal probiert hätten, statt ihn zu verlassen.
Vielleicht wäre Ihr Leben ganz anders verlaufen, wenn Sie gestern statt links lieber rechts abgebogen wären? Möglicherweise hätten Sie jemanden getroffen, den Sie schon lange nicht mehr gesehen haben und der Ihnen ein tolles berufliches Angebot gemacht hätte? Oder Sie wären Ihrem Traummann begegnet, wenn Sie noch 10 Minuten länger auf der Party Ihrer Freunde geblieben wären?

**Die Welt ist voller Varianten!**

Stellen Sie sich vor, dass Sie vor einem großen Spiegel stehen, in dem Sie Ihr Leben sehen, so wie es gerade ist. Und stellen Sie sich vor, dass hinter dem Spiegel Zigtausende an anderen Varianten darauf warten, von Ihnen gewählt zu werden ... Können Sie sich so etwas überhaupt vorstellen? Oder fragen Sie sich gerade, ob die Autorin spinnt?
Der russische Wissenschaftler Vadim Zeland sagt: „Die Multivariabilität unserer Welt ist einer ihrer Grundzüge." Und auch andere Wissenschaftler sind davon überzeugt, dass uns Menschen ein „Meer an Möglichkeiten" zur Verfügung steht.

**Wählen Sie einfach!**

Wir glauben ja immer, dass wir uns nur verändern müssten, um unser Leben so führen zu können, wie es uns gefällt. Wir bekommen das von unserem Umfeld suggeriert und auch ich habe in diesem Buch geschrieben, dass Sie Ihre Gedanken, Gefühle und Handlungen verändern sollten.
Vadim Zeland ist da anderer Meinung: „Man sagt Ihnen, Sie seien unvollkommen und könnten nichts erreichen, ohne sich selbst zu ändern. Glauben Sie niemandem, der Ihnen das einreden will. Niemand muss sich ändern."
Schütteln Sie gerade verwundert den Kopf? Fragen Sie sich, was das jetzt soll? Sich nicht ändern und sich keine große Mühe geben müssen ...
Das klingt nach paradiesischen Zuständen!
Aber wie kommt man dann an seine Ziele?
Die Antwort ist ganz einfach: **Man wählt eine bessere Variante seines Lebens!**

**Haben Sie die richtige Variante gewählt?**

Denken Sie einmal eine Weile darüber nach: Ihr Leben, so wie es im Moment läuft, ist nur eine unter Tausenden von möglichen Varianten ...
Und wenn das *wirklich* so ist (oder wäre) ...
Welche fantastischen Möglichkeiten würden sich Ihnen eröffnen?

**Sie haben die Wahl!**

Unsere aktuelle Lebensvariante haben wir uns aufgrund dessen, was uns in unseren vergangenen Jahren begegnet ist und uns geprägt hat, ausgesucht. Natürlich ist das unbewusst abgelaufen, denn wer sucht sich schon freiwillig dicke Oberschenkel, Probleme mit dem Partner oder schwache Nerven aus?
Auch wenn wir das manchmal überhaupt nicht glauben wollen: Wir sind nicht von den äußeren

Umständen abhängig! Die äußeren Umstände formen sich aus unseren Gedanken, Emotionen und Erwartungen.
Das bedeutet aber auch, dass unsere derzeitige Realität nicht in Stein gemeißelt, sondern jederzeit veränderbar ist!

**Also doch verändern?**

Ja, natürlich sollen Sie etwas verändern. Ihre Gedanken, Ihre Gefühle und Ihre Handlungen. Aber bitte tun Sie das nicht auf selbstzerstörerische Art, indem Sie sich für die Person, die Sie jetzt im Moment sind, verurteilen!
Nehmen Sie sich selbst so an, wie Sie sind, **denn Sie sind ein ganz besonderer Mensch!**
Sobald Sie Ihren Ist-Zustand akzeptieren, setzen Sie eine Menge an Energie frei, die Sie darauf verwenden können, sich in die Person zu entwickeln, die Sie lieber sein wollen.
Aber geben Sie sich der Veränderung auf spielerische Art hin. Nehmen Sie zum Beispiel die Wichtigkeit raus, damit Sie nicht so sehr mit Ihrem jetzigen Zustand verhaftet sind. Wenn Ihr aktuelles Leben an Ihnen hängt, als wäre es an Sie festgeklebt ... Wie sollen Sie einen neuen Zustand wählen können?

*Am besten kann man die Zukunft vorhersagen, indem man sie selbst erfindet.*
Alan Kay, Wissenschaftler

**Ihre Aufgabe für Tag 16:**
**Erstellen Sie die beste Variante!**

Wir können aus einer unendlichen Vielzahl möglicher Wege denjenigen wählen, der unser Favorit ist. Dadurch entscheiden wir selbst (jedenfalls größtenteils), welche Dinge in unserem Leben passieren sollen.

Wenn Sie frei aussuchen könnten, wie Sie am liebsten sein wollen ... Wie wären Sie dann?
Bitte erstellen Sie eine Liste oder auch mehrere.

**Wie ist die beste Variante meiner selbst?**

Hier können Sie alles aufschreiben, was Ihnen gefällt: Wie will ich aussehen? Welches Gewicht will ich haben? Wie soll meine Figur sein? Welche Stärken will ich haben? Wie will ich mich in dieser oder jener Situation verhalten können?

**Wie ist die beste Variante meines Partners?**

Sie haben keinen Partner? Dann können Sie sich Ihren Traummann so ausmalen, wie er Ihnen gefällt, egal ob es sich um das Aussehen, seinen Charakter oder sein Verhalten Ihnen gegenüber handelt.
Sie haben Ihren Partner bereits gefunden und fragen sich, wie das gehen soll mit der besten Variante? Er ist schließlich so, wie er ist! Da kann ich Sie beruhigen, denn auch das kann sich ändern.
Mit unseren Vorannahmen, wie unser Partner sich verhält (weil wir dieses Verhalten grundsätzlich von einem Mann/einer Frau erwarten oder weil wir seine Reaktionen aus der Vergangenheit kennen), beeinflussen wir ihn dahingehend, dass er genau an diesem Verhalten festhält.
Liest sich das seltsam für Sie? Dann bitte ich Sie, ein Experiment zu machen: Erwarten Sie in einer bestimmten Situation das Unerwartete von ihm!
Falls Ihnen das schwerfällt, machen Sie die Emotionale Stressreduzierung und stellen Sie sich 1. vor, wie er üblicherweise reagiert, lassen Sie 2. den Stress durch Ihren Körper in die Erde fließen und stellen Sie sich 3. vor, wie Sie gerne hätten, dass er sich verhält.
Und dann lassen Sie sich angenehm überraschen!
Was ebenfalls für die Veränderung spricht: In dem Moment, in dem Sie selbst sich zu Ihrer besten

Variante entwickeln, wird auch er mitziehen. Das geht gar nicht anders.

**Wie ist die beste Variante meiner Beziehung?**

Hätten Sie gerne mehr Harmonie? Oder würde es Ihnen gefallen, wenn Ihre Beziehung wieder ein wenig aufregender wäre? Wollen Sie sich mit Ihrem Partner wieder besser verstehen? Soll er Ihnen mehr Komplimente machen, Ihnen zuhören, Ihnen die nötige Aufmerksamkeit schenken? Wollen Sie entspannter sein, sich mehr hingeben können?
Nur zu! Schreiben Sie es auf.

**Wie ist die beste Variante meines beruflichen Lebens?**

Vielleicht hätten Sie ja gerne einen anderen Job, einen anderen Chef, andere Kollegen? Besser Arbeitsbedingungen, mehr Gehalt, mehr Freiheiten? Suchen Sie sich aus, was für Sie das Optimum bedeutet.

**Und das ist noch nicht alles!**

Dieses Spiel mit den Varianten – und ich nenne es jetzt bewusst Spiel, denn je spielerischer und leichter Sie an die Sache rangehen, desto mehr wird geschehen – können Sie natürlich auch in Bezug auf das Verhältnis zu Ihren Kindern, Ihren Eltern oder anderen Menschen, die Ihnen wichtig sind, machen. Es passt auch, wenn Sie sportlich mehr leisten wollen oder ein bestimmtes Hobby haben, in dem Sie sich verbessern möchten. Überlegen Sie, wie der optimale Zustand wäre, und schreiben Sie es auf.

**Ich wähle!**

Ich würde Ihnen empfehlen, dass Sie sich zuerst einmal *eine* Liste vornehmen und sich ein paar Tage Zeit dafür nehmen, um sie so lange zu ergänzen, bis

Sie alle Informationen gesammelt haben und das Bild für Sie rund ist.
Und jetzt kommt es ... Sagen Sie bitte jedes Mal, wenn etwas nicht so läuft, wie es soll: „Ich wähle *DIESE* Variante!"
„Diese Variante" bezieht sich dann auf das, was Sie sich aufgeschrieben haben. Sie können der Variante natürlich auch einen Namen geben, wie zum Beispiel: „Traumpartner", „Traumjob" oder „mein bestes Ich".
Wichtig ist, dass Sie sich ***nicht*** von äußeren Umständen beirren lassen. Wenn Dinge nicht so laufen, wie Sie es gerne hätten, bleiben Sie trotzdem ***IMMER*** dabei, dass sich Ihre bevorzugte Variante erfüllen soll, indem Sie sagen: „Ich wähle Variante XY".
Sie wissen ja: **Sobald Sie durchhalten, werden Sie am Ende belohnt!**

**Es braucht seine Zeit!**

Diese Art, zu denken und Dinge entsprechend in Angriff zu nehmen, ist gewöhnungsbedürftig! Denn sie ist so völlig anders, als wir es gelernt haben.
Wenn Sie also mit diesen äußerst machtvollen Werkzeugen arbeiten, dann tun Sie das bitte ganz bewusst und ... geben Sie *nicht* auf, falls sich nicht sofort etwas tut!!!
Mir liegt daran, dass es Ihnen gut geht und deshalb bitte ich Sie: ***BLEIBEN SIE DRAN!***
Sie wissen ja so ein bisschen, wie das mit dem Gehirn funktioniert. Es braucht neue Vernetzungen und um die Veränderung zu unterstützen, können Sie sich zum Beispiel fragen:
„Wie wäre es, wenn die Quantenphysik Recht hätte?"
„Wie wäre es, wenn das, was die Autorin schreibt, stimmt und auch auf mich zutreffen würde?"
„Wie würde es sich anfühlen, wenn ich eine Lebensvariante wählen könnte, in der ich rundum glücklich bin?"

## Am Ende des Buches ...

Sollten Sie im Zweifel gefangen sein, weil Sie sich schwer vorstellen können, dass die Dinge tatsächlich so leicht laufen sollten, dann empfehle ich Ihnen einen Blick auf die Bücherliste am Ende des Buches. Dort finden Sie ein paar Schätze, mit deren Hilfe Sie tiefer in das Thema einsteigen können.

## Zusammenfassung Tag 1 bis 16

Achtsamkeit üben
Bewusstsein trainieren
Emotionale Stressreduzierung, so oft, wie nötig
Nein sagen üben
Emotionen mit Suchtfaktor aufspüren und bearbeiten
Negatives raus aus Ihrem Kopf
Positives rein in Ihren Kopf
Dankbarkeit ausdrücken
Dem Leben sagen, wie gut es zu Ihnen ist!
Ein Bändchen tragen
Psychologische Umkehr beseitigen
Negative Gedanken ausbremsen und umformulieren
Das Unerwartete erwarten
Das innere Kind beachten
Offene Fragen stellen
Erlauben Sie
Sich in Gelassenheit üben
Die beste Variante wählen

# Tag 17: Ich beabsichtige!

Liebe Leserin, lieber Leser, wie gefällt Ihnen der Ausflug in die Quantenphysik? Kennen Sie das eine oder andere schon oder war alles ganz neu für Sie? Vielleicht haben Sie sich ja über so manches gewundert!? Wundern ist gut, denn das sorgt dafür, dass Sie althergebrachtes Denken, Fühlen und Handeln in Frage stellen.
Sie wissen es ja: Das, was Sie bereits kennen, hat Sie an die Stelle gebracht, an der Sie im Moment stehen. Sobald Sie an einer anderen Stelle sein wollen, ist es gut, wenn Sie offen für Überraschendes und Erstaunliches sind.
Lassen Sie sich auf jeden Fall Zeit, das Gelesene zu verdauen oder aber stürzen Sie sich gleich voll hinein ... ganz so, wie es Ihnen gefällt.
Weil die letzten Tage mit Infos angefüllt waren, geht es heute mal wieder etwas gemächlicher zu. Ich hoffe, Sie genießen es.

**Ich beabsichtige ...**

Sie haben gelesen, wie wichtig es ist, klare Absichten zu setzen. Sobald Sie ganz genau wissen, wo es lang gehen soll, können Sie bewusst und auch unbewusst daran arbeiten, am Ziel anzukommen.
Formulieren Sie Ihre Intention so eindeutig wie möglich. Aber: Es ist noch wichtiger, dass Sie die Intention in Ihrem Inneren ***spüren,*** und zwar so intensiv, dass keine Energie für etwas anderes übrig bleibt.

## Männlich und weiblich

Keine Frau ist ausschließlich weiblich, kein Mann ausschließlich männlich. Jeder von uns trägt beide Anteile in seiner individuellen Mischung in sich.
**Typisch weibliche Eigenschaften** sind: zurückhaltend, mitfühlend, interessiert an anderen, hilfsbereit, fürsorglich, emotional, taktvoll, sicherheitsbedürftig, harmonieorientiert, nährend, verständnisvoll, interessiert am Gesamtbild, anpassungsfähig, sich öffnend.
**Typisch männliche Eigenschaften** sind: mutig, kämpferisch, aktiv, rational, selbstbehauptend, verschlossen, interessiert am Detail, visionär, draufgängerisch, zielstrebig, schöpferisch, führend, entschlossen, strukturiert.
So ist auch die **Herangehensweise an Veränderungen** zu sehen: Sie können sie ganz männlich in Angriff nehmen: analysieren, Pläne ausarbeiten und diese bis zum Ziel durchziehen.
Sie können es aber auch auf die weibliche Art machen: tief in Ihrem Inneren fühlen, einfach erlauben, dabei ganz entspannt bleiben und was Ihnen nicht mehr gefällt, loslassen.
Oh, jaaaaa ... Es kann sooo einfach sein ... Alles kann sooo leicht zu Ihnen kommen ...
**Perfekt ist, wenn Sie eine Mischung aus beidem wählen!**
Dann haben Sie den größtmöglichen Nutzen (was wieder männlich gedacht ist ...)

## Ihre Aufgabe Nr. 17: Ihr Wunschgewicht

Ich bin mir sicher, dass Sie schon ganz genau wissen, wie Ihr Wunschgewicht sein soll.
Haben Sie auch ein Ziel formuliert?
Nehmen wir mal an, Sie haben sich diesen Satz ausgesucht:
„Ich werde mein Wunschgewicht erreichen.“

Der klingt grundsätzlich positiv. Aber wenn Sie noch die „Absicht“ mit einfügen, wird es ganz klar, dass Sie auf jeden Fall vorhaben, am Ziel anzukommen:
„Ich beabsichtige, mein Wunschgewicht zu erreichen.“
Dieser Satz ist schon einmal ganz gut formuliert. Doch Sie sollten Ihr Zielgewicht benennen:
„Ich beabsichtige, mein Wunschgewicht von ... Kilo zu erreichen.“
Damit sind Sie schon einen Schritt weiter. Aber es geht noch konkreter:
„Ich beabsichtige, mein Wunschgewicht von ... Kilo bis zum ... zu erreichen.“
Jetzt besteht natürlich die Gefahr, dass Sie sich selbst unter Druck setzen. Deshalb sollten Sie eine Zeitspanne wählen, von der Sie überzeugt sind, dass sie Ihnen mehr als genug Spielraum bietet.
Bis zu diesem Punkt sind Sie in männlicher Art vorgegangen.
Jetzt kommt der weibliche Part hinzu: Nehmen Sie die Wichtigkeit aus Ihrem Ziel, damit Sie sich nicht selbst ausbremsen, weil Sie zum Beispiel Recht haben oder um jeden Preis gewinnen wollen. Damit Ihnen das leichter gelingt, können Sie sich Ihr Ziel vorstellen, während Sie Stirn und Hinterkopf halten.
Damit wären wir auch bei den wichtigsten Punkten angelangt:
***Fühlen Sie***, wie es sein wird, Ihr Wunschgewicht zu haben. ***Erlauben Sie***, dass es passieren darf.
***Genießen Sie*** diesen Ausflug in die Variante, in der Sie schon haben, was Sie wollen.
***Entspannen Sie***, weil Sie darauf vertrauen, dass es geschehen wird.
***Nehmen Sie*** sich selbst liebevoll an. Egal, wie Sie im Moment aussehen: Sie sind ein wunderbarer Mensch!
***Haben Sie*** die größte Wertschätzung für sich selbst. Wenn Sie sich nicht mögen ... wer soll es dann tun!?
***Machen Sie*** sich klar: Ihnen steht das Beste zu. Ihnen darf das Tollste passieren!

**Wie wäre es ...**

Auch, wenn Sie sich Fragen stellen, nehmen Sie – vordergründig gesehen – die passive Rolle ein. Deshalb fragen Sie sich:

- „Wie wäre es, wenn ich mein Wunschgewicht erreichen würde?“
- „Wie würde ich mich fühlen, wenn ich es schaffen würde, mein Wunschgewicht zu haben?“
- „Was müsste passieren, damit ich mein Wunschgewicht erreiche?“
- „Wie würde es sich anfühlen, wenn ich mich aus ganzem Herzen lieben würde?“
- „Was ist das Beste, das mir passieren könnte?“

Und bitte: *keine* Antworten suchen! **Nur die Fragen in den Raum stellen.**

**Verschwendete Energie?**

Ach, übrigens: Es gehört genauso viel Energie dazu, ein schlechtes Leben zu führen, wie Energie dazu gehört, ein erfülltes Leben zu haben.
***Uns allen stehen 24 Stunden am Tag Zeit zur Verfügung, um das, was wir beabsichtigen, in die Realität zu bringen.***

**Zusammenfassung Tag 1 bis 17**

Achtsamkeit üben
Bewusstsein trainieren
Emotionale Stressreduzierung, so oft, wie nötig
Nein sagen üben
Emotionen mit Suchtfaktor aufspüren und bearbeiten
Negatives raus aus Ihrem Kopf
Positives rein in Ihren Kopf
Dankbarkeit ausdrücken
Dem Leben sagen, wie gut es zu Ihnen ist!
Ein Bändchen tragen
Psychologische Umkehr beseitigen
Negative Gedanken ausbremsen und umformulieren
Das Unerwartete erwarten

Das innere Kind beachten
Offene Fragen stellen
Erlauben Sie
Sich in Gelassenheit üben
Die beste Variante wählen
Ich beabsichtige

# Tag 18: Ihre Überzeugungen

Liebe Leserin, lieber Leser, heute geht es wieder munter mit neuen Informationen für Sie weiter.
Ich hoffe, es geht Ihnen gut und Sie sind ganz zuversichtlich, was Ihr Körpergewicht und Ihre Leben an sich anbelangt.
Genauso hoffe ich, dass Sie – vor allem seit unserem Coaching – immer wieder Glückmomente erlebt haben.
Falls nicht ... werden Sie gleich ein paar Dinge zum Thema erfahren.

**Ihre Gedanken**

Was denken Sie über Ihre Figur, Ihre Art, Dinge anzupacken, über Ihren Umgang mit anderen Menschen, über Berufliches, über das, was das Leben Ihnen bringen wird?
Am Tag 2 haben wir bereits darüber gesprochen, dass wir Menschen viel zu oft negativ denken und dass Positives zu wenig Raum einnimmt.
Weil dieses Thema so wichtig ist, wollen wir uns ihm heute noch einmal widmen.

**Die Bedeutung der eigenen Überzeugungen**

Von den geschätzten 400 Milliarden Bits an Informationen, die unser Gehirn pro Sekunde empfängt, nehmen wir nur ca. 2.000 bewusst wahr.
Unser Gehirn wählt seinen Überzeugungen entsprechend aus, was ihm relevant erscheint. Alles andere landet ein Stockwerk tiefer im Unterbewusstsein.
Das Dumme daran: **Das Gehirn beurteilt nicht, ob unsere Überzeugungen uns nutzen oder schaden.** ***Es führt nur aus.***

Sobald wir also glauben, dass unser Leben schwer ist ... was wird wohl passieren?
Genau: Wir werden eine Situation nach der anderen erleben, in der das Leben uns vor schwere Aufgaben stellt.
Wie fühlen Sie sich, wenn Sie das lesen?

**Glücksforschung**

Der Psychologe und Glücksforscher Richard Wiseman wollte beweisen, dass unsere Erwartungen die Wahrnehmung bestimmen. Dazu machte er ein Experiment mit Menschen, die sich zuerst einmal als Glückskind oder Pechvogel einschätzen sollten.
Dann lud er sie zum Interview ein und legte vor dem Eingang des Raumes einen Geldschein auf den Boden.
Das Erstaunliche: Fast alle diejenigen, die sich als Glückskind eingeschätzt hatten, freuten sich über den gefundenen Schein.
Bei den Pechvögeln sah das ganz anders aus. Sie sahen den Geldschein erst gar nicht!

**Glückkind oder Pechvogel?**

Auf der unbewussten Ebene haben ALLE den Geldschein wahrgenommen. Doch hat das Gehirn der Negativdenker die Wahrscheinlichkeit, dass dort etwas Erfreuliches liegen könnte, einfach ausgeblendet.
Dieser Umstand widersprach ihrer innerer Einstellung, die da lautet: „Ich habe ja eh kein Glück!“.

**Gefangen in alten Mustern**

Und jetzt kommt eine wichtige Frage: Hätten *Sie* den Geldschein gesehen?
Denken Sie bitte einmal darüber nach.
Und erinnern Sie sich: Haben Sie schon mal die Erfahrung gemacht, an einer Stelle, an der Sie nicht damit gerechnet haben, einen „Schatz“ zu finden?

## Ausgeblendet

Um wieder einmal auf Sabine zurückzukommen: Sie hatte schon mehrfach dieses Glück, denn sie hat Euromünzen im Einkaufswagen gefunden und einmal einen 20 Dollar-Schein in einem Taxi in New York. Aber ihr ist auch schon etwas sehr Seltsames passiert: Sie hatte sehnsüchtig auf den Brief ihres Liebsten erwartet, weil etwas darin stand, dass sie sich sehr zu lesen wünschte. Als sie den kleinen Stapel Sendungen aus dem Briefkasten nahm und durchsuchte, war das Kuvert von ihm nicht dabei, obwohl er es ganz fest für diesen Tag angekündigt hatte. Mit vor Enttäuschung zitternden Händen nahm sie jedes Kuvert einzeln in die Hand. Doch der Brief war nicht dabei! Sie konnte es nicht fassen. Ein drittes und viertes Mal ging sie alle Sendungen durch und plötzlich war da ein kleiner Briefumschlag mit seiner Handschrift!

## Tun Sie es oder tun Sie es nicht?

Können Sie ihre Hand dafür ins Feuer legen, dass Sie Positives immer wahrnehmen? Hatten Sie nicht auch schon Streit-Gespräche, in deren Verlauf Sie sich auf negative Aussagen Ihres Gesprächspartners gestürzt haben, weil diese Ihrem inneren Programm entsprachen? Das heißt: Haben Sie Dinge gehört, die gar nicht bzw. ganz anders gesagt wurden? Haben Sie stattdessen das Positive überhört? Weil Ihr Gehirn das komplett ausgeblendet hat? Und erst, als jemand Neutrales Sie darauf hinwies, haben Sie es bemerkt, dass bei Ihnen nur die Worte ankamen, die Sie erwartet haben?

## Kopfkino

In solchen Fällen läuft ein negativer Film ab und kommt man nicht zur Besinnung, kann sich der schlimmste Streit daraus entwickeln. Es kann auch passieren, dass alle sagen: „Du bist schlank“, „Du

hast schlanke Beine", „Du hast doch gar keinen Bauch" oder aber „Du siehst trotz deiner Pfunde umwerfend aus", „Es steht dir gut, wenn du ein wenig mehr auf den Rippen hast" und Sie selbst hören nur: „Du bist zu dick", „Du bist zu dick", „Du bist zu dick".
Also: Wenn Sie eh schon in Ihrem Kopfkino gefangen sind und sich Ihre Realität durch Ihre Überzeugungen zurechtbiegen ... dann wäre es doch schlau, wenn Sie lernen würde, sich *den* Film vorzuführen, der Ihnen am besten gefällt.
Oder?

**Ihre Aufgabe für Tag 18:**
**Die Wahrnehmung Ihrer Realität verschönern**

Wie das geht, haben Sie weiter vorne bereits gelesen:
**Erwarten Sie das Unerwartete!**
Auch das hier bringt Sie weiter:
Achtsamkeit,
Akzeptanz des gegenwärtigen Zustandes und
Vorfreude auf das Ergebnis.
Und sobald Sie so weit sind ... treffen Sie Ihre Wahl.
Setzen Sie eine klare Intention.
Erlauben Sie ...
Denn: Die Energie folgt der Aufmerksamkeit.

**Fragen, Fragen, Fragen**

Sie wissen es schon, aber ich will Sie noch einmal daran erinnern: Stellen Sie offene Fragen, um die eingefahrenen Denkweisen in Ihrem Gehirn in Bewegung zu bringen.
„Wie wäre es, wenn ich die positiven Dinge wahrnehmen würde?"
„Wie würde es sich anfühlen, wenn angenehme Dinge in mein Leben kämen?"
„Was müsste passieren, damit ich ab heute glücklich bin?"

## Variante des Glücks

Erinnern Sie sich an die Sache mit den Varianten? Vor ein paar Tagen haben wir darüber gesprochen. Hier nochmal als Impuls: Sobald Sie denken, dass Sie kein Glück haben, gehen Sie in Resonanz mit einer Variante Ihres Lebens, in der Sie Glück haben. Eine kleine Übung, damit Sie abends glückselig einschlafen: Gehen Sie den Tag mit all seinen Erlebnissen durch und sammeln Sie Erinnerungen an Glücksmomente, um das Gefühl zu spüren und mehr davon in Ihr Leben zu holen.

## Leinwand runter, Licht aus, los gehts!

Außer der Verbesserung Ihrer Wahrnehmung können Sie auch das hier tun:

- Setzen oder legen Sie sich hin.
- Atmen Sie tief ein und aus.
- Stellen Sie sich beim Einatmen vor, dass Sie Belastendes aus Ihrem Körper entlassen.
- Stellen Sie sich beim Einatmen vor, dass Sie frische Energie in Ihren Körper holen.
- Legen Sie eine Hand auf die Stirn und die andere an den Hinterkopf.
- Schließen Sie die Augen.
- Lassen Sie eine imaginäre Leinwand vor Ihrem inneren Auge herunterfahren.
- Stellen Sie sich alles, was Sie wollen, vor.
- Lassen Sie dabei kein Detail aus.
- Stellen Sie sich haargenau vor, wie Sie es gerne hätten.
- Wenn das Bild schwarz-weiß ist, geben Sie Farben dazu.
- Hören Sie: Komplimente über Ihre gute Figur, Meeresrauschen, weil Sie das entspannt oder Ihr Lieblingslied.
- Riechen Sie angenehme Düfte, die Ihnen ein gutes Gefühl machen.
- Schmecken Sie das, was Sie am liebsten mögen.

- **FÜHLEN** Sie! Fühlen Sie alle Emotionen, von denen Sie träumen. Es ist IHR Bild. Sie dürfen alles tun, was Ihnen gefällt!
- Geben Sie Ihrem Bild am Ende einen wunderschönen Rahmen.

***Wenn Sie mit Worten arbeiten, agieren Sie aus Ihrem Verstand heraus.***
***Aber wenn Sie fühlen ... sind Sie in Kontakt mit Ihrer Seele ...***

**Zusammenfassung Tag 1 bis 18**

Achtsamkeit üben
Bewusstsein trainieren
Emotionale Stressreduzierung, so oft, wie nötig
Nein sagen üben
Emotionen mit Suchtfaktor aufspüren und bearbeiten
Negatives raus aus Ihrem Kopf
Positives rein in Ihren Kopf
Dankbarkeit ausdrücken
Dem Leben sagen, wie gut es zu Ihnen ist!
Ein Bändchen tragen
Psychologische Umkehr beseitigen
Negative Gedanken ausbremsen und umformulieren
Das Unerwartete erwarten
Das innere Kind beachten
Offene Fragen stellen
Erlauben Sie
Sich in Gelassenheit üben
Die beste Variante wählen
Ich beabsichtige
Überzeugungen ins positive Licht rücken

# Tag 19: Meine Welt

Liebe Leserin, lieber Leser, ich frage mal wieder: Wie geht es Ihnen heute?
Es sind ja ganz schön viele Informationen auf Sie eingestürmt in den letzten Wochen. Ach, ich höre Sie schon stöhnen, dass es ja nicht nur die Infos sind, sondern vor allem die vielen Aufgaben. Aber Sie teilen sich ja alles auf die Zeitspanne auf, die für Sie passt und so hoffe ich, dass Sie alles hinbekommen haben.
Oder könnten Sie noch ein wenig Unterstützung brauchen?
Weil Sie sich von Ihrer Welt oder von den Menschen um Sie herum nicht genug getragen fühlen?
Dann wird es für Sie gleich besonders spannend werden!
Und: Damit Sie nicht zu sehr gefordert werden, wird es heute wieder etwas einfacher.

**Allein, allein ...**

Fühlen Sie sich manchmal alleine gelassen? Von Ihrem Partner, Ihrer Familie, Freunden, Gott und der Welt?
Glauben Sie manchmal, von allen und allem getrennt zu sein?
Fühlt es sich manchmal so an, als müssten Sie eine Riesenlast auf Ihren Schultern tragen?
Dann atmen Sie zuerst einmal tief durch.

**Meine Welt**

Sie wissen, dass es da draußen, außerhalb Ihrer eigenen vier Wände, „etwas“ gibt, das größer ist als Sie!?
Manche Menschen nennen es:
Gott,

Welt,
Universum,
Höheres Selbst,
Ursprung,
Quelle.
Egal, wie *SIE* es nennen: Da gibt es „etwas“, das Ihnen die Last von den Schultern nehmen und Dinge für Sie regeln kann. „Etwas“, das Ihnen hilft, den richtigen Weg zu erkennen und Ihnen Ihr Leben leicht macht.

**Ihre Aufgabe für Tag 19: Meine Welt ...**

Ich habe ein paar Sätze für Sie gesammelt, die Sie sich immer dann sagen können, wenn Sie sich überfordert fühlen, gestresst sind, Ihnen alles zu viel wird und Sie den Glauben daran, dass sich Ihr Leben verbessern oder sich Ihr Gewicht reduzieren kann, verloren haben.
Ich habe bei den Beispielen „Meine Welt ...“ gewählt, weil mir das am meisten entspricht. Doch beginnen Sie Ihre Sätze so, wie es für Sie am stimmigsten ist:
„Gott ...“,
„Meine Welt ...“,
„Mein Universum ...“,
„Mein höheres Selbst ...“,
„Mein Ursprung ...“,
„Meine Quelle ...“
oder wie auch immer Sie mögen.

**Meine Welt-Sätze**

Suchen Sie sich einen (oder mehrere) dieser tröstlichen Sätze aus, wenn Sie diese benötigen:
- „Meine Welt unterstützt mich beim Abnehmen.“
- „Meine Welt schickt mir die besten Infos.“
- „Meine Welt unterstützt mich bei meinen Vorhaben.“
- „Meine Welt sucht das Beste vom Besten für mich aus.“
- „Meine Welt regelt „das“ für mich.“

- „Meine Welt kümmert sich um mich."
- „Meine Welt schickt mir das Beste vom Besten."
- „Meine Welt zeigt mir, wie ich am schnellsten abnehmen kann."
- „Meine Welt schickt mir die besten Lösungen."
- „Meine Welt hilft mir, konsequent zu sein."
- „Meine Welt hilft mir, gut für mich zu sorgen."
- „Meine Welt schickt mir Glücksmomente."
- „Meine Welt schickt mir täglich angenehme Überraschungen."

**Seien Sie kreativ!**

Natürlich können Sie sich auch eigene Sätze überlegen. Im Laufe der Zeit wird Ihnen sicher das eine oder andere einfallen.
Auch hier gilt: Nicht darüber nachgrübeln, wie Ihre Welt das hinbekommen soll. Das ist ***nicht*** Ihr Job. Grübeln bedeutet nur, dass Sie mit Ihren alten, bekannten Mustern arbeiten. Und diese haben Sie an die Stelle gebracht, an der Sie gerade sind.
Sobald Sie „Meine Welt-Sätze" benutzen, hat das etwas mit loslassen, abgeben, vertrauen und glauben zu tun.
Wenn Sie wissen, dass es „etwas Größeres" da draußen gibt, das Sie unterstützt, werden Ihr Leben und Ihr Körper leichter.

**Zusammenfassung Tag 1 bis 19**

Achtsamkeit üben
Bewusstsein trainieren
Emotionale Stressreduzierung, so oft, wie nötig
Nein sagen üben
Emotionen mit Suchtfaktor aufspüren und bearbeiten
Negatives raus aus Ihrem Kopf
Positives rein in Ihren Kopf
Dankbarkeit ausdrücken
Dem Leben sagen, wie gut es zu Ihnen ist!
Ein Bändchen tragen

Psychologische Umkehr beseitigen
Negative Gedanken ausbremsen und umformulieren
Das Unerwartete erwarten
Das innere Kind beachten
Offene Fragen stellen
Erlauben Sie
Sich in Gelassenheit üben
Die beste Variante wählen
Ich beabsichtige
Überzeugungen ins positive Licht rücken
Meine Welt-Sätze

## Tag 20: Rückwirkende Intentionen

Liebe Leserin, lieber Leser, jetzt dauert es nicht mehr lange und wir sind am Ende unseres Coachings angekommen.
Wenn Sie auf die Wohlfühl-Skala von 1 bis 10 schauen, wo stehen Sie heute?
Ich bin mir sicher, dass Sie - falls Sie nicht nur gelesen, sondern auch gehandelt haben - schon ein ganz schönes Stück nach oben gerutscht sind.
Stimmt's?

**Und noch einmal erlauben ...**

Wo auch immer Sie auf der Skala stehen ... setzen Sie sich keinesfalls unter Druck! Erlauben Sie ... lassen Sie Ihre Energie fließen und öffnen Sie Ihrem Ziel ganz weit die Tür, um es einzulassen.
Sobald Sie etwas erlauben, senken Sie den (unbewussten) Widerstand.

**Ich beabsichtige. Ich wähle.**

Wenn wir eine klare Intention setzen, dann handelt es sich meist um etwas, das sich in der Zukunft realisieren soll. Das könnte zum Beispiel einer dieser Sätze sein: „Ich beabsichtige, bis zum Datum XY soundso viel Kilo zu wiegen" oder „Ich wähle die Variante, in der ich soundso viel Kilo wiege."
Das sind gute Absichten, aber ... Ihnen sollte bewusst sein, warum Sie diese Intention setzen wollen.
Vielleicht haben Sie Lust, sich diese Fragen zu stellen:
Was würde sich in meinem Leben verändern, wenn ich mein Wunschgewicht hätte?
Wie würde ich mich fühlen, wenn ich nur noch XY Kilo wiegen würde?

Was wäre dann anders?
Auf diese Fragen dürfen Sie in diesem Fall Antworten finden. Wenn Sie ganz tief in sich graben ... ist es nicht so, dass Sie sich danach sehnen, sich ganz und gar angenommen zu fühlen? Oder sich geliebt zu fühlen? Ist es nicht so, dass Sie sich mit sich und Ihrem Körper wohl fühlen wollen? Dass Sie sich in sich selbst zu Hause fühlen? Dass Sie erfüllt und glücklich sind? So ganz tief und von innen heraus? Völlig unabhängig von der Meinung anderer? Einfach „nur" glückselig?
Denken Sie bitte darüber nach. Vielleicht könnte auch das ein lohnenswertes Ziel für Sie sein?
Wie auch immer ... Eine Intention zu setzen, ist eine sehr gute Art, sich seinem Ziel zu nähern.
Doch es geht noch ein wenig besser.

**Die Vergangenheit aufräumen**

Vorsicht! Jetzt kommt etwas, das Ihr Denken auf den Kopf stellen wird und es ist etwas, das auf der Quantenphysik basiert:
Eine Intention zu setzen, ist ein hervorragendes Werkzeug, seine Realität zu gestalten. Es ist auch eine recht einfache Art, die Verantwortung für sich in die Hand zu nehmen, denn man muss sich „nur" überlegen, was man will und einen entsprechenden Satz formulieren (sollten Sie damit Schwierigkeiten haben, dürfen Sie sich gerne an mich wenden).
Doch so richtig wirkungsvoll wird eine Intention, wenn man sie in die Vergangenheit schickt!

**Die Retrointention**

Amerikanische Wissenschaftler haben verschiedene Tests durchgeführt, die ein solch verblüffendes Ergebnis gezeigt haben, dass man es gar nicht glauben mag:
Im Jahr 2000 führte der israelische Professor für Innere Medizin, Leonard Leibovici, eine Studie durch. Er wollte wissen, wie sich heilende Gebete auf

Patienten auswirken. Dafür wurden 4.000 Patienten ausgesucht, die während Ihres Krankenhausaufenthalts eine gefährliche Entzündung aufgrund von Bakterien bekommen hatten. Per Zufallsgenerator teilte er diese Patienten in zwei Gruppen ein. Für eine wurde gebetet, für die andere nicht. Natürlich wusste ***niemand***, wer zu welcher Gruppe gehörte.
Von der Gruppe, für die gebetet wurde, starben 2,1 % weniger Patienten als in der anderen Gruppe.
Nun, ja. Das kann auch ein „Zufall" gewesen sein, aber ... der wirkliche Unterschied lag ganz woanders: Die Patienten, für die gebetet wurde, hatten für kürzere Zeit Fieber, ihr Krankenhaus-Aufenthalt war kürzer und sie erholten sich schneller als die Leute der anderen Gruppe.

**Wie bitte???**

Nachdem Sie das gelesen haben, denken Sie vielleicht: „Ja, und?", weil Sie Ähnliches schon mal gelesen oder gehört haben. Doch jetzt kommt es. Halten Sie sich fest:
Die Gebete für die Patienten wurden im Jahr 2000 durchgeführt. Aber es handelte sich um Patienten, die in den Jahren zwischen 1990 und 1996 im Krankenhaus gewesen waren!
***Die Gebete wurden also erst vier bis zehn Jahre später gesprochen***!

***Ich denke, ich kann mit Sicherheit sagen, dass niemand die Quantenmechanik versteht.***
Richard Feynman, Nobelpreisträger

**Intentionen in die Vergangenheit schicken**

Liest sich es nicht ganz unglaublich, dass aus der Gegenwart heraus etwas verändert werden kann, das vor vielen Jahren geschehen ist? Obwohl man sich das schwer vorstellen kann – ich sage in solchen Fällen immer: „Das geht über meinen Verstand" – gibt es von wissenschaftlicher Seite her zahlreiche Belege, dass genau das funktioniert: Man geht zurück zu einem Zeitpunkt in seinem Leben, an dem etwas anders lief, als man es gerne gehabt hätte und sendet eine Intention, die dafür sorgen soll, dass sich in der Vergangenheit die Dinge „richten“, und in der Folge zu der Gegenwart führen, die man gerne hätte.

## Kopfstände

Die Welt funktioniert nach dem Ursache-Wirkung-Prinzip. So haben wir es gelernt: Zuerst muss das eine passieren, damit das andere eintreten kann. Das bedeutet zum Beispiel, dass wir zuerst eine Diät machen müssen, um Gewicht verlieren zu können. Aber es scheint sich mit Intentionen anders zu verhalten.
Wenn ich darüber nachdenke, wie Kinesiologie funktioniert, dann ist es ähnlich: 1. Wir haben in der Vergangenheit etwas Schlimmes erlebt, das hat 2. unser weiteres Leben geprägt, es beeinflusst also unsere Gegenwart. Deshalb gehen wir in einer Sitzung 3. zurück in die Vergangenheit und lösen den Stress aus dem Erlebnis auf und das wirkt sich 4. positiv auf unsere Gegenwart aus.

## Auch in anderen Fällen erwiesen

Die Forschung schaut auf eine große Anzahl wissenschaftlicher Ergebnisse, die zeigen, dass Intentionen einer anderen Gesetzmäßigkeit als dem Ursache-Wirkung-Prinzip unterworfen sind. Lynne McTaggart hat in ihrem Buch „Intention“ einige Beispiele beschrieben.
Es scheint der Beweis erbracht, dass **Gedanken Dinge beeinflussen, unabhängig davon, *wann* die Gedanken gesendet werden.**
Unsere Gedanken über eine bestimmte Sache können also unsere früheren Reaktionen und damit unsere Gegenwart verändern.
Ist das nicht ganz und gar fantastisch?

***Die Intention kann auf der Zeitlinie rückwärts wirken und vergangene Ereignisse oder emotionale bzw. körperliche Reaktionen beeinflussen, und zwar zu dem Zeitpunkt, an dem sie ursprünglich auftraten.***
Lynne McTaggart, Wissenschaftsjournalistin

**Ihre Aufgabe für Tag 20:**
**Retrointentionen setzen**

Vielleicht haben Sie sich beim Lesen gefragt, was Ihnen die Autorin mit diesem Text sagen will. Die Antwort ist ganz einfach: Setzen Sie Intentionen, die in der Vergangenheit etwas zum Positiven verändern sollen.
Wenn Sie das tun, erschaffen Sie eine neue Realität. Sie können zum Beispiel nach einer Mahlzeit sagen: „Alles, was ich gegessen habe, macht mich schlank, attraktiv, jung, gesund *und* glücklich."
Das soll jetzt kein Freibrief dafür sein, in sich hineinzufuttern, was man sich sonst verkneifen würde. Aber sich nach einer Essorgie fertigzumachen, bringt einen auch nicht weiter. In diesem Fall hilft es übrigens auch, wenn Sie die Punkte an der Hand klopfen, wie unter Tag 8 beschrieben.

**Wirkung von Übungen verstärken**

**Die beste Gelegenheit, eine Retrointention zu verwenden**:
Sie haben etwas Gutes für sich getan und wollen die Wirkung erhöhen.
Beispiele:
Sie haben die Emotionale Stressreduzierung durchgeführt und sagen danach einen dieser Sätze:

- „Diese Stressreduzierung hat mich von altem Schmerz befreit."
- „Diese Stressreduzierung ist das Beste, das ich jemals für mich getan habe".
- „Diese Stressreduzierung war besonders wirkungsvoll."

Dabei ist es egal, ob Sie das direkt im Anschluss sagen, einen Tag, eine Woche, einen Monat oder ein Jahr später.
Wenn Sie Ihren Frontallappen mit offenen Fragen auf die Suche geschickt haben, können Sie sagen:

- „Diese Fragen bringen ein gutes Ergebnis."
- „Diese Fragen führen mich ans Ziel."

Wenn Sie sich in Bewusstheit üben, können Sie anschließend zum Beispiel sagen:

- „Diese Übung sorgt dafür, dass ich von Tag zu Tag bewusster werde."

So können Sie es mit allem machen, dessen Wirkung Sie intensivieren wollen.

**Arbeiten mit Glaubenssätzen**

Schauen Sie bitte mal, ob Ihnen die nachfolgenden Glaubenssätze (aus dem Buch „Wow, hast *du* abgenommen!") gefallen - oder überlegen Sie sich eigene Sätze.
Falls Sie selbst welche ausdenken wollen, achten Sie bitte darauf, dass sie positiv formuliert sind und so, als hätten Sie Ihr Ziel schon erreicht:

- Ich fühle mich wohl in meiner Haut.
- Ich fühle mich wohl mit meiner Figur.
- Ich bin eine attraktive Frau (Mann).
- Ich glaube daran, dass ich abnehmen kann.
- Ich schaffe es, mein Wunschgewicht zu erreichen.
- Ich mag mein Aussehen.
- Ich mag meine Figur.
- Ich bin ein liebenswerter Mensch.
- Meine Bedürfnisse sind für mich in Ordnung.
- Ich genieße meinen Körper.
- Ich bin glücklich, eine Frau (ein Mann) zu sein.
- Ich liebe mich aus ganzem Herzen, so wie ich bin.
- Ich darf schlank und glücklich sein.
- Ich darf nein sagen, wenn es mir nicht schmeckt.
- Ich kann es schaffen, schlank zu werden.
- Ich habe das Recht, schlank zu sein.
- Es liegt in meiner Hand, mich so zu verändern, wie es mir gefällt.

Nachdem Sie diese (oder andere) Sätze gelesen haben, schicken Sie eine Retrointention hinterher, indem Sie sagen:

- „Diese Glaubenssätze waren äußerst wirkungsvoll."
- „Diese Glaubenssätze haben eine magische Anziehungskraft."
- „Jedes Mal, wenn ich diese Sätze lese (denke/sage), haben sie eine starke Wirkung."

**Zusammenfassung Tag 1 bis 20**

Achtsamkeit üben
Bewusstsein trainieren
Emotionale Stressreduzierung, so oft, wie nötig
Nein sagen üben
Emotionen mit Suchtfaktor aufspüren und bearbeiten
Negatives raus aus Ihrem Kopf
Positives rein in Ihren Kopf
Dankbarkeit ausdrücken
Dem Leben sagen, wie gut es zu Ihnen ist!
Ein Bändchen tragen
Psychologische Umkehr beseitigen
Negative Gedanken ausbremsen und umformulieren
Das Unerwartete erwarten
Das innere Kind beachten
Offene Fragen stellen
Erlauben Sie
Sich in Gelassenheit üben
Die beste Variante wählen
Ich beabsichtige
Überzeugungen ins positive Licht rücken
Meine Welt-Sätze
Retrointentionen setzen

## Tag 21: Und immer wieder positiv

Liebe Leserin, lieber Leser ... heute ist unser letzter Tag zusammen! Ich in ein wenig traurig, dass wir uns trennen müssen, aber ich freue mich auch sehr für Sie. Denn ich bin mir sicher, dass sich in Ihrem Leben schon so einiges geändert hat!
Sie haben in diesem Ratgeber sehr machtvolle Methoden bekommen, mit denen Sie Ihr Leben komplett auf den Kopf stellen und in Ihrem Sinne neu ordnen können.
Das ist übrigens ein Prozess, der nie aufhört. Die Methoden, die ich Ihnen vorgestellt habe, kenne ich seit vielen Jahren. Deshalb weiß ich, wie wirkungsvoll sie sind.
Ich weiß aber auch, dass man jeden Tag etwas tun sollte. Ja, jeden Tag!
Leider warten wir Menschen, wenn wir ein Problem haben, meist so lange, bis es anders nicht mehr geht, bevor wir etwas tun. Dadurch ist natürlich sehr viel mehr Aufwand nötig, sich wieder in die Balance zu bringen. Das ist dasselbe wie mit einem Garten. Wenn man ihn wochenlang nicht pflegt, werden die schönen Blumen von Parasiten überwuchert.
Es reicht ja aus, wenn man täglich eine Kleinigkeit für sich macht. Ich bin mir sicher, dass so manches schon in Ihr gewohntes Leben eingeflossen ist, wie zum Beispiel bewusster mit sich und anderen Menschen umzugehen, offene Fragen zu stellen oder ein Bändchen zu tragen und es zu wechseln, wenn Sie unbedacht waren.
Sobald das Leben Ihnen dann mal wieder einen größeren Brocken hinwirft, wird Sie das lange nicht so herunterziehen, wie es in der Vergangenheit der Fall war.
Außerdem haben Sie ja noch den magischen Satz.

Welcher das ist? Damit werde ich Sie gleich überraschen!

## Warten in der Startposition

Alle Möglichkeiten, die Sie in Bezug auf eine bestimmte Sache, wie zum Beispiel Ihre Wunschfigur zu bekommen, wählen können, befinden sich, solange Sie nicht gewählt haben, nebeneinander in derselben Startposition. Das ist so, als würden mehrere Läufer in höchster Konzentration an einer Startlinie stehen, jederzeit bereit, loszurennen, um in Ihrem Auftrag zu handeln.
Sagen wir mal, da stehen drei Stück mit verschiedenen Namen:
1. „Es-bleibt-alles-beim-Alten“,
2. „Ich-weiß-nicht-so-recht,-was-ich-will“ und
3. „Ich-erreiche-mein-Wunschgewicht“.
Welchem geben Sie das Startzeichen?

## Öffnen Sie dem Wunder die Tür

Wenn Ihnen mal wieder alles über den Kopf wächst und Sie das Gefühl haben, dass Ihre Welt gerade überhaupt nicht auf Ihrer Seite ist, dann können Sie einen magischen Satz sagen:

*„**Ich erlaube dieser gegenwärtigen Situation, sich zu meinem Wohle zu entwickeln, ohne dass ich davon weiß oder etwas dafür tun muss.**“*

Warum er so magisch und wirksam ist:
**1. Ich erlaube**
Wie wichtig es ist, zu erlauben, haben Sie auf den vorhergehenden Seiten schon ein paar Mal gelesen. Erlauben heißt, sich einer Sache zu öffnen, sich ihr hinzugeben und sie eintreffen zu lassen.
**2. zu meinem Wohle**
Ist es nicht selbstverständlich, dass man sich wünscht, dass Dinge zu den eigenen Gunsten laufen? Manchmal nicht, weil der innere Saboteur dagegen

schießt. Mit diesem Satz bekräftigen Sie Ihre Absicht, es so laufen zu lassen, wie es sich für Sie am besten auswirkt.

**3. ohne dass ich davon weiß**

Als es um die „Meine Welt"-Sätze ging, hatten wir das Thema schon. Manche Dinge sind größer als wir selbst und lassen sich daher auf einer höheren Ebene leichter lösen. Es muss nur das Vertrauen da sein, dass „Ihre Welt" mitspielt.

**4. etwas dafür tun muss**

Nein, Sie müssen nicht immer kämpfen, um Ihre Ziele zu verwirklichen. Manchmal geht es auch ganz leicht, weil wir entweder Unterstützung (Meine Welt) bekommen oder weil wir einfach WISSEN, dass wir das Ziel erreichen werden.
Nutzen Sie die Kräfte des magischen Satzes also so oft Sie diese brauchen.

**Ihre Aufgabe für Tag 21**
**(und alle weiteren Tage):**
**Bleiben Sie dran!**

Legen Sie los mit der Gestaltung Ihrer Realität und bleiben Sie dran! Denn Sie wissen es doch ganz genau: Es gibt nur eine einzige Person in Ihrem Leben, genau genommen im ganzen Universum, die Verantwortung für Ihr Wohlbefinden übernehmen kann ... und das sind ***Sie***!
Denn Sie alleine entscheiden, ob jeder Tag Ihres Lebens ein Kampf ums Überleben, ums Abnehmen, um den inneren Frieden oder was auch immer ist, oder ob Sie sich Herausforderungen stellen, weil Sie wissen, dass Sie die Stärke haben, Sie auch zu meistern. Das nötige Handwerkszeug habe ich Ihnen geliefert. Zusammen mit Ihrer inneren Weisheit sind Sie in der Lage, Ihre Welt auf den Kopf zu stellen!
Ich drücke Ihnen ganz fest die Daumen!

*Am Ende wird alles gut. Und wenn es noch nicht gut ist, ist es noch nicht das Ende.*
Oscar Wilde

**Zusammenfassung Tag 1 bis 21**

Achtsamkeit üben
Bewusstsein trainieren
Emotionale Stressreduzierung, so oft, wie nötig
Nein sagen üben
Emotionen mit Suchtfaktor aufspüren und bearbeiten
Negatives raus aus Ihrem Kopf
Positives rein in Ihren Kopf
Dankbarkeit ausdrücken
Dem Leben sagen, wie gut es zu Ihnen ist!
Ein Bändchen tragen
Psychologische Umkehr beseitigen
Negative Gedanken ausbremsen und umformulieren
Das Unerwartete erwarten
Das innere Kind beachten
Offene Fragen stellen
Erlauben Sie
Sich in Gelassenheit üben
Die beste Variante wählen
Ich beabsichtige
Überzeugungen ins positive Licht rücken
Meine Welt-Sätze
Retrointentionen setzen
Magischer Satz
DRAN BLEIBEN!!!

# Liebe Leserin, lieber Leser ...

jetzt sind wir endgültig am Ende des Buches angelangt ...
Mich würde mal brennend interessieren, wie viel Zeit Sie sich für die einzelnen Aufgaben gelassen haben und was sich in diesen Wochen in Ihrem Leben geändert hat.
Schreiben Sie mir doch mal wieder: Helga.Baureis@t-online.de. Ich freue mich darüber!
Falls Sie **Wow, hast *du* abgenommen!** noch nicht kennen und wissen wollen, wie man das A und O in der Kinesiologie – den Muskeltest bzw. den Selbsttest – anwendet, dann empfehle ich Ihnen dieses Buch. Dort finden Sie eine große Menge an Infos aus sehr vielen Bereichen.
Wenn Sie wissen wollen, welche Bücher mich zu diesem Ratgeber inspiriert haben, schauen Sie bitte ein Stückchen weiter hinten. Dort finden Sie die Titel und AutorInnen.
Sobald Sie Fragen an mich haben: **Sie können sich jederzeit melden!** Auch öfter als die zu Beginn genannten dreimal!
Ich bin mit meinen LeserInnen sehr gerne in Kontakt und freue mich über jede Nachricht.
Schauen Sie doch mal auf meinen Blog. Dort erfahren Sie noch einiges zum Thema Kinesiologie: **www.helgabaureis.de**.
Vielleicht haben Sie Lust, per Facebook mit mir in Kontakt zu treten, dann schauen Sie bitte hier: **www.facebook.com/helga.baureis**
Und bitte auch hier:
**de-de.facebook.com/Helga.Baureis.Autorin**

**Noch eine Bitte an Sie**

Wenn Ihnen das Buch gefallen hat, dann wäre es supernett, wenn Sie ihm bei Amazon eine Rezension schreiben würden. Ich sage schon mal lieben Dank!

**Nur das Beste für Sie!**

So, und nun drücke ich Ihnen die Daumen, dass Ihr Leben immer mehr so wird, wie Sie es am liebsten haben. Mögen sich alle Ihre Ziele realisieren! Möge Ihr Leben sich ganz wunderbar entwickeln! Mögen Sie die allerbeste Variante Ihres Lebens erreichen!

Ihre Helga Baureis

P.S.: Noch ein paar Retrointentionen für Sie ...

- „Wenn Sie das hier lesen, ziehen Sie den größten Nutzen aus dem Buch."
- „Ich konnte noch nie jemandem so gut helfen, wie Ihnen, liebe Leserin!"
- „Mein Buch war bei Ihnen ganz besonders wirksam, lieber Leser!" „Jeder, der mein Buch liest, erreicht seine Ziele."
- „Alles, was ich geschrieben habe, war besonders hilfreich."
- „Dieses Buch hilft Ihnen, Ihr Leben so zu gestalten, wie Sie es wollen!"
- „Dieses Buch führt Sie zur besten Variante Ihres Lebens."

## Meine Buchempfehlungen für Sie

**Wow, hast *du* abgenommen!,** Helga Baureis
**Einwandfrei**, Will Bowen
**Moleküle der Gefühle**, Candace Pert
**Ein neues Ich**, Dr. Joe Dispenza
**Der unwiderstehliche Drang**, Roger Callahan
**Transsurfing**, Vadim Zeland
**Die Kraft gelebter Gegenwart**, Michael Brown
**Bleep**, William Arntz und Betsy Chasse

## Weitere Bücher von mir

Vielleicht hat Ihnen dieser Ratgeber Lust gemacht, noch etwas anderes von mir zu lesen. Hier werden Sie fündig:

- **Wow, hast *du* abgenommen!**, erhältlich als EBook und in Papier über Amazon
- **Kinder lernen leichter mit Kinesiologie**, Oesch Verlag und Mosaik bei Goldmann, im Buchhandel oder über Amazon, auch als EBook
- **Fit von neun bis fünf** Energie- und Konzentrationstipps für den Büroalltag, Orell Füssli Verlag, erhältlich bei der Autorin oder über Amazon, auch erhältlich als EBook unter dem Titel: **Chef, ich mach mal Pause!** bei Amazon
- **Küss die Liebe wach!** So holen Sie Ihre Beziehung aus dem Dornröschenschlaf, Oesch Verlag, erhältlich bei der Autorin oder über Amazon, auch erhältlich als EBook bei Amazon
- **Herz-Schmerz?** 100 Tipps gegen Liebeskummer, Bauer Verlag, erhältlich bei der Autorin oder über Amazon
- **Liebeskummer ade!** 100 handfeste Tipps gegen akuten Herz-Schmerz, Heyne Verlag, erhältlich als EBook (inhaltsgleich mit *Herz-Schmerz?*)
- **womens power pack**, Aurum Verlag, erhältlich bei der Autorin oder über Amazon, auch aus EBook

- **Mit jedem Tag ein bisschen jünger!,** inhaltsgleich als Print: **Du wirst ja immer jünger!**, Oesch Verlag erhältlich bei der Autorin und über Amazon

- **Yin und Yang in Harmonie**, Praktische Methoden zur Stärkung der zwölf Hauptmeridiane, Aurum Verlag

- **Spielend leicht lernen mit Ines und Oli**, Aurum Verlag, leider in Papier nicht mehr erhältlich, demnächst als EBook

- **Hurra, der Schmerz ist weg!**, erhältlich bei Amazon als EBook und in Papier

- **Rendezvous mit Ayahuasca** – Grenzerfahrungen im Dschungel, Roman als EBook bei Amazon und in Papier

## Dank

Ich danke meiner Kollegin und Freundin Tina Cetto, die meinen Text mit ihren Ideen bereichert hat.

Ich danke meiner Leserin und Freundin Margit Prinz fürs Korrekturlesen.

5748872R00089

Printed in Germany
by Amazon Distribution
GmbH, Leipzig